サッとわ

Quickly understand!

栄養療法のトリセツ

Nutrition Therapy Manual

編著 吉村芳弘
熊本リハビリテーション病院 サルコペニア・低栄養研究センター センター長
著 熊本リハビリテーション病院栄養サポートチーム

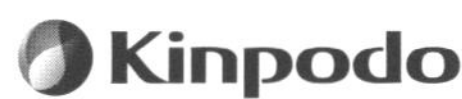

Kinpodo

著者一覧

編著

吉村 芳弘（医師）

著

上野 いずみ（管理栄養士）
工藤　舞（管理栄養士）
嶋津 さゆり（管理栄養士）
福島 宏美（管理栄養士）
小堀 加菜恵（看護師）
砂原 貴子（看護師）
辻　友里（歯科医師）
白石　愛（歯科衛生士）
長野 文彦（理学療法士）
備瀬 隆広（理学療法士）
濵田 雄仁（言語聴覚士）
松本 彩加（薬剤師）
丸山　葵（薬剤師）
下津 衣美（臨床検査技師）

序文

「主治医は誰だ！？」

私が外科のレジデントだった頃に、胃がんの胃全摘術のKさんを担当したときのことです。手術は無事に終了し、術後補助化学療法を行い、転移や再発などがないかを経過観察するために外来フォローしていました。手術から2年ほど何事もなく経過したある日、Kさんは若い娘さんが押す車椅子で私の外来にあらわれました。娘さんいわく、「先生、お父さん栄養失調じゃないですか？家ではほとんど寝ています。というか、どうやらうまく動けないんです」。娘さんの鬼の形相に私は言葉を失いました。急いでKさんに体重計に乗ってもらうと、目盛りは42 kgを示していました。BMIで14.9 kg/m2の重度の低体重です。カルテを確認すると2年前の術前体重は70 kg超でした。Kさんに正面から向き合うと、手足はやせ細り、頬はげっそりとこけていました。

私は一生懸命に胃がんの診療を行っていたつもりでした。しかし、私が外来でKさんを通して診ていたのは「胃がん」であり、患者さんとしての「Kさん」ではなかったのです。

この症例はすぐに外科のカンファレンスで提示され、NSTチェアマンであった外科部長から胃がん術後の栄養管理について厳しい指導を受けました。「主治医は誰だ？栄養管理ができない医師は主治医になる資格はない」とはっきり言われたのを今でも鮮明に覚えています。

栄養療法は医療の土台です。万病に効く薬はありませんが、栄養療法は万病に効く可能性があります。本書はKさんのような不幸な転機を迎える患者さんを一人でも救いたいという切実な願いから企画したものです。臨床栄養や病態別の栄養管理を専門的に解説する書籍は多いですが、本書のように「臨床でよく遭遇する疑問や病態、症例」に焦点を当てた書籍は多くありません。また、初学者から上級者のすべての医療従事者を対象にした、いつでもすぐに参照できる、そして、そもそもどんな患者に栄養療法が必要かを明確に示した点は他書にはないものだと思います。私自身、「こんな書籍がほしかった」という思いをそのまま具現化できたと嬉しく思っています。

本書の読者対象は臨床栄養に従事している、あるいはこれから従事するすべての医療従事者を念頭に置きました。各専門領域の最前線で活躍している仲間に疾患別やセッティング別に低栄養の病態の基礎をできるだけわかりやすく解説してもらいました。まさに「サッとわかる！」栄養療法の解説書です。一部のコラムなどには上級者向けの記述もありますが，繰り返し読むことで十分に理解が深まると思います。病態の理解なくして本質的な栄養療法はありえません。

どうか臨床現場における低栄養の予防と対策に本書が少しでも貢献できたら，と執筆者一同心より願っています。

2021年8月吉日

吉村 芳弘

目次 CONTENTS

chapter 4 栄養療法の進め方 95

chapter 5 栄養サポート - 多職種での関わり方 - 175

chapter 0

はじめに

0-1 どうして栄養管理が必要なのか：栄養は医療の屋台骨

これだけ覚えておこう！

❶ 栄養管理とは低栄養の患者に対して栄養療法を行うこと

❷ 高齢化や多疾患合併で低栄養の問題が複雑化している

❸ 栄養管理がうまくいっていなければ患者の予後は不良になる

1 栄養管理はシンプルだが難しい

栄養管理は極めてシンプルである。極めて簡略化すれば、**栄養管理とは低栄養やそのリスクがある患者に対して栄養療法を行うことである**。しかしながら、シンプルであることが必ずしもイージーであるとは限らない。そもそも、病院食を患者に提供することと、適切な栄養療法を行うことは全く別の概念である。まず、低栄養の患者を根拠のある指標を用いて評価することが案外難しい。そのうえ、低栄養に至った原因を把握することは以前より難しくなってきている。理由を以下に示す。

2 低栄養と医療のパラダイムシフト

低栄養は時代とともに変遷している。ひと昔前（20世紀後半）の管理栄養士向けの栄養管理のテキストを紐解くと、典型的な低栄養の実態としてマラスムスとクワシオルコルが写真付きで紹介されている。写真の多くは、発展途上国の痩せた小児のことが多い。マラスムスとクワシオルコルはいずれも栄養素の欠乏が低栄養の病態の中心である。

21世紀のわが国は、**高齢化×少子化の影響で栄養管理の患者の対象が認知症や多疾患併存（マルチモビディティ）の高齢者に急激に移行**している。さらに、**サルコペニアやフレイル、悪液質（カヘキシア）といった新しい概念が注目**されている。これらの背景には慢性炎症やポリファーマシーなど重要な問題が潜んでおり、いずれも低栄養と密接で複雑な関連がある。摂取エネルギーやたんぱく質が不足しているから低栄養、というひと昔前の単純な図式が通用しなくなっているのである。

医療ニーズも従来の「治す＝キュア」から、「ケア」へ変化しつつある。高齢者が医療に期待するものとして、病気の根治や生命予後よりも、病気とうまく付き合いながら日常生活動作（ADL）や生活の質（QOL）を維持することの方がより重要視されていることがわかっている。

③ 医療のベースは栄養管理

栄養管理の対象である患者層や、医療ニーズの大きな変化は現在進行系で進んでいる。しかし、ベースにあるべきなのは適切な栄養管理である。低栄養で除脂肪量が減少すると、筋肉量が減少して身体機能が低下する。さらに、免疫能低下による感染性合併症や創傷治癒遅延による術後創感染症や褥瘡の発生率が高まり、臓器障害から死亡リスク上昇へと負のスパイラルが続く（図1）。**どんなに優れた薬や手術が提供できたとしても、栄養管理がうまくいっていなければ患者の予後は不良**になる。万病に効く薬はないが、栄養管理はあらゆる患者に必要不可欠なのである。

④ 病院で栄養状態が悪くなる？

医療現場での不適切な栄養管理による医原性の低栄養も深刻な問題である。経腸栄養管理の患者に対して、体格や性別に関わらず、全く同じ用法が同量で経腸栄養剤が処方されているのを目撃して驚いた経験がある（液体栄養剤300 kcal/300 mlを1日3回など）。このような思考停止の栄養管理だと、体格が小

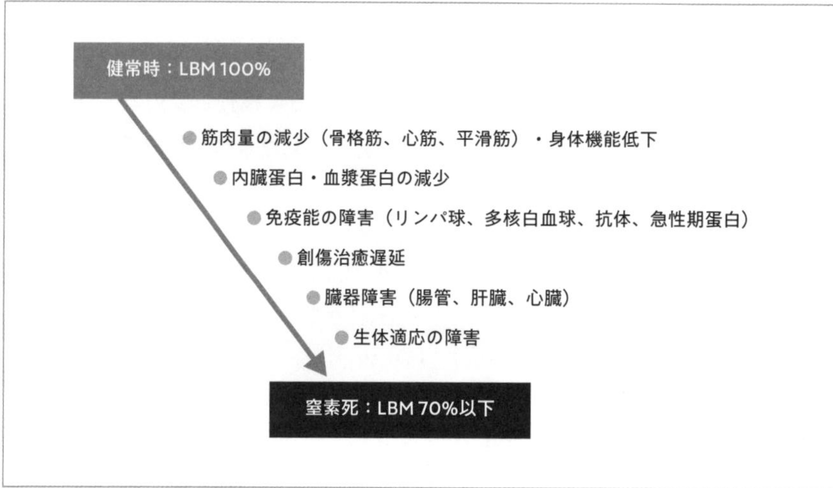

図1 **除脂肪量（LBM）の減少と窒素死（nitrogen death）**
LBM：lean body mass（除脂肪量）
日本静脈経腸栄養学会編. コメディカルのための静脈・経腸栄養ガイドライン：南江堂；2000. p5. より

さい患者は体重増加し（過体重）、体格が大きい患者は体重減少してしまう（低体重）。病気の治療のために入院した患者に対して、不適切な栄養管理のせいで予後不良となる事態は避けなければならない。

また、周術期患者や肺炎患者では「安静，禁食」と指示されることがあるが、**医学的にみて、本当に安静や禁食が妥当かどうかを毎回検証することが必要**である。不要な安静や禁食の結果，寝たきりや嚥下障害、低栄養、サルコペニアになるリスクが高まるためである。

医療従事者が栄養管理について十分な関心を払わなければ、病院で医原性低栄養が生じる。言い換えれば、**病院における低栄養は医療従事者の心がけ次第である程度は防ぐことができる**。今の豊かな日本を築いてきた高齢者が健康長寿を実現するために、私たちには医療人として臨床栄養をもっと充実させていく責務があると考える。

5 栄養療法で患者の予後を改善する

栄養療法は低栄養を改善させるだけではない。栄養療法により様々な患者のアウトカムが改善することが報告されている（表1）。私たち医療従事者は、病気を治療するのではなく、患者の予後を最大化するために医療を提供すべきである。そのためには栄養療法が医療のベースとなり、全ての医療従事者が栄養療法に関心をもち、全ての患者にもれなく適切な栄養療法を提供できるシステムを構築することがどうしても必要である。本書がその一助となることを心から期待している。

表1 栄養療法の効果の例

●患者の栄養状態が改善する	●栄養療法に伴う合併症が減少する
●静脈栄養や経腸栄養の機械的合併症、感染性合併症、代謝性合併症が減少する	●褥瘡発生頻度が減少する
●身体機能やADLが改善する	●感染性合併症が減少する（抗菌薬処方が減少する）
●併存疾患の治療コントロールが良好になる	●入院期間が短縮する
●自宅退院率が上昇する	●医療費が節約できる

（吉村 芳弘）

コラム01 身長や体重が計測できない場合はどうしますか？

栄養管理において身長や体重は重要な項目です。身長・体重の把握は栄養状態の評価および必要栄養量やたんぱく質量の算出に必要です。そのため、栄養療法が必要な全ての患者に対して、身長や体重は必須の情報といえます。

しかし、寝たきり患者や病態や身体障害などにより立位が取れない患者は、身長や体重の測定が困難である場合もあります。そのような場合は、上腕周囲長（AC）や上腕三頭筋部皮下脂肪厚（TSF）、下腿周囲長（CC）、握力、膝高（KH）などを用いて栄養評価を行います。いずれも特殊な器具が不要で、病院だけではなく施設や在宅でも測定できます。AC、TSF、KHを用いて推定身長と推定体重を計算することもできますので、必要栄養量の算出も可能です。

例えば、男性の場合、推定身長は64.01＋（KH×2.12）-（年齢×0.07）の計算式で、推定体重は（1.01×KH）＋（AC×2.03）＋（TSF×0.46）＋（年齢×0.01）- 49.37の計算式でそれぞれ計算できます。もちろん患者の状態変化に応じて身長や体重が測定できるようになれば、栄養状態の評価は実測値を用いるべきです。

近年は栄養評価として筋肉量や筋力が重要視されます。そのため、身長や体重だけでなく、普段から握力やCCを定期的に計測しておくべきです。

0-2 適切な「食事のオーダー」だせますか?:すべての治療のベースは食事

これだけ覚えておこう!

❶ 入院患者の栄養管理は疾患治療と同じくらい重要である

❷ 定期的、継続的に栄養アセスメントを行い、適宜栄養プランを見直す

❸ 高齢者は非高齢者と同じような栄養管理を行うと病態が悪化する可能性がある

1 栄養管理は食事から

食事は栄養療法の一環として重要な役割を担っている。患者が入院すると食事のオーダーが出される。あなたは「食事」の重要性をどれくらい意識しているだろうか? 患者にどのような栄養バランスの食事を提供するのが最善であるのか、栄養アクセスはどうするのか、塩分制限は必要なのか、たんぱく質の量はどうするか、どのくらいの期間で見直しをするのか、経口補助食品(ONS)は必要なのか、消化吸収機能は問題ないか、等々。食事のオーダーは簡単そうで意外と奥が深い。

病院では一般食・治療食を問わず様々な種類の食事が提供されている(表1)。一般食とは、特別な栄養成分の制限または強化のない入院患者に提供する治療食以外の食事をいう。栄養補給量については,原則は患者個々に策定された医師の食事箋による栄養補給量または栄養管理計画に基づくものであるが、**日本人の食事摂取基準の推定エネルギー必要量、および栄養素の数値を適正に用い、患者の年齢、性、病状、身体活動レベル、さらに体重の増減などを十分に考慮して設定**する。

治療食とは、エネルギーや栄養素など制限のある食事で、疾患に応じた食事療法を必要とする食事である。疾患の重症度や進行度（ステージ）に応じてさらに細かい配慮が必要な場合もある。**疾患や病態によって、エネルギー制限、たんぱく質制限、脂質制限、塩分制限などの食種に区分**される。糖尿病患者はエネルギーを制限した糖尿病食が、維持期（非透析）の慢性腎臓病患者にはたんぱく質やカリウム、リンなどを制限した腎臓病食などが提供される。

表1 病院で提供される一般食と治療食の例

一般食	●常食：特に制限のない一般的な食事 ●軟菜食 ●全粥食 ●分粥食：3分粥、5分粥、7分粥 ●経口流動食 ●嚥下対応食：ゼリー、ペースト、上新粉粥 ●小児食：年齢や体格に応じて ●妊産婦食
治療食	●エネルギー制限食：糖尿病、脂質異常症 ●食塩制限食：高血圧 ●たんぱく制限食：CKD（非透析） ●高たんぱく食：肝疾患、サルコペニア ●脂肪制限食：肝疾患、膵疾患 ●低残渣食：消化管手術後 ●易消化食：胃・十二指腸潰瘍、口腔・咽頭・食道疾患 ●貧血食：鉄欠乏性貧血 ●検査食 ●経管栄養食

② 患者の栄養状態の改善は、医師の知識だけでは難しい

病院食は通常、入院時に医師がオーダーする。しかし、ほとんどの医師は医学部で系統的な栄養教育を受けておらず、食事のオーダーも含めた栄養については卒後教育で学ぶ。さらに、往々にして医師の卒後栄養教育は不十分である。ときには、食事の指示出しが面倒になると「とりあえず（いつもの）常食で」と疾患の重症度や進行度を考慮せずに食事オーダーを出したり、「とりあえず禁食で」と絶食指示を出したりする医師もいる。医師だけでなく看護師や薬剤師などのメディカルスタッフも栄養についての知識や興味が十分であるとは言い難い。

入院時の食事オーダーは入院した後にも随時見直されるため、栄養管理において入院時の食事オーダーが大きな事故につながることはないかもしれない。しかしながら、**入院患者の多くが入院時にすでに低栄養のリスクを抱えており、低栄養は疾患治療の効果を減弱するだけでなく、合併症の増加や死亡率の上昇と深く関連している**。そのため、入院患者の栄養管理は疾患治療と同じくらい重要であり、早期から適切な栄養管理を開始することが望ましい。残念ながら患者の栄養状態の改善は医師の知識だけでは難しいため、管理栄養士を中心とした多職種で連携して効果的な栄養療法を提供するべきである。

③ 食事と薬剤の相違点

医学と栄養学には大きな違いがある。医学における治療ではほぼすべてが医師などによる人為的な行為である。薬剤の投与は代表的な医学の治療である。一方で、栄養学では（特に食事療法では）必ずしもそうではない。

薬物療法では治療前から（後でも）薬物への暴露はない。薬物による治療期間は明確にその他の期間と区別される。したがって、薬物の治療効果は明確である。

それに対して食事療法では、食事療法の開始前から食事療法の対象としている栄養素を摂取しており、それは終了後も続く。さらに、食事療法中でも、その食事療法を遵守するか否かの決定権と実行内容はほとんどの場合に患者自身に委ねられており、医療者は間接的にしか関与できない。

この食事と薬剤の治療上の大きな相違と課題の存在を知らずには、または軽視していては、食事療法の治療効果や限界を把握することは困難である。そのため、食事療法を行う際は定期的かつ継続的な栄養アセスメントと栄養プランの見直しが必要である。

④ 低栄養患者への治療食の食事オーダーは慎重に

食事療法において注意すべきことがもう一つある。高齢者における栄養管理のパラダイムシフトである。**高齢者は多疾患合併、低栄養、サルコペニアのリスク**

が高く、非高齢者と同じような栄養管理を行うと病態が悪化する可能性がある。糖尿病だからエネルギー制限をして血糖コントロールを厳格に行う、心不全だから制限する栄養管理で体重減少を目指す、慢性腎臓病があるからたんぱく質制限を厳格に行う、という（前時代の）画一的な考え方が見直されつつある（表2）。

たかが食事療法、されど食事療法である。栄養管理上のリスクが高い高齢患者だけでなく、ひとりひとりの患者に対して、管理栄養士を中心とした多職種で丁寧な食事療法を提供してほしい。食事療法は全ての患者に対する栄養療法の肝中の肝である。食事療法なくして栄養療法は存在しえない。

表2 栄養管理のパラダイムシフト

心疾患	高齢では栄養を「あたえる」方向にシフトしている （理由） 慢性心不全では低栄養や心臓悪液質などによる低体重（やせ）は予後不良であることが近年の研究でわかってきた
慢性腎臓病（非透析）	高齢者では従来のたんぱく制限が見直されている （理由） サルコペニアやフレイル、PEW（protein-energy wasting）の患者では従来の画一的なたんぱく制限はこれらの病態がさらに悪化する
リハビリテーション	栄養療法と運動療法はセットで行う （理由） リハビリテーション患者には低栄養やサルコペニアが多く、低栄養状態でリハビリテーションをおこなうと患者の栄養状態が悪化し骨格筋が萎縮する

（吉村 芳弘）

コラム 02 医学部で臨床栄養の講義はないのですか？

多くの医学部で臨床栄養の系統講義はありません。実際に、多くの医師が医学部卒業時に臨床栄養について十分な知識や技術を持ち合わせていません。いまだに、低栄養は血清アルブミン値の低下で診断すると信じている医師も少なくありません。近年では、一般的な低栄養診断にアルブミン値を単独で用いることはありません。アルブミン値は全身炎症や血管透過性亢進に大きく影響を受けます。アルブミン値は低栄養評価の絶対的エースではありません。

また、病態をよく理解していないと、疾患だけで画一的な食事オーダーを出して患者の病状を悪くしてしまうことも考えられます。例えば、摂食障害で低栄養の患者に対して、高血圧の病名を見つけて厳格な塩分制限食を提供してしまうと、ますます食事摂取量が低下してしまうかもしれません。サルコペニアの慢性腎臓病患者に対して厳格なたんぱく質制限食を提供してしまうと、サルコペニアがさらに悪化して身体機能低下を招く恐れがあります。

食事オーダーは入院が決まった全ての患者に出す必要があります。一方で入院時には食事オーダーの他にも出すべき指示が多くあります。そのため、臨床栄養の教育を十分に受けていない医師にとって食事オーダーは心理的負担があります。つい､「食事はおまかせ」となりがちです。これは患者にとって不利益ですので、医師の臨床栄養の卒然教育を充実させていく必要があります。

chapter 1
栄養管理のキホン

1-1 エネルギー代謝：代謝を知らないと栄養管理は始まらない

これだけ覚えておこう！

❶ 代謝は同化（合成）と異化（分解）に分けられる

❷ 酸素を利用したエネルギー代謝は、主にミトコンドリア内で行われる

❸ エネルギー消費量は主に基礎代謝量、食事誘発性熱産生、身体活動量で構成される

1 代謝とは

代謝とはなにか？　ヒトの代謝がわかると栄養管理を深く理解することができる。代謝とは物質代謝とエネルギー代謝に大きく分けられる。

物質代謝は同化（合成）と異化（分解）の2つに区分される。**同化はエネルギーを消費して物質を合成**する過程であり、**異化は物質を分解することによってエネルギーを得る**過程である。小児の成長期は同化が著しく亢進しカラダが大きくなる。病気やケガ、感染症を患うと異化が亢進し、体重や筋肉が減少する。健康な生体内では同化と異化のバランスが保たれており、これを恒常性という。同化と異化のサイクルを代謝回転と呼ぶ。同化も異化もいずれも亢進している状態は代謝回転が速い状態と表現できる。

エネルギー代謝とは、生体内でのエネルギーの出入りのことである（図1）。ヒトが生命を維持するためには、生体内においてエネルギーを生成し、消費することが必要である。ヒトはアデノシン三リン酸（ATP）を介してエネルギー代謝（生成と消費）を行っている。ATPはアデニン、リボース、3つのリン酸から構成されている。ATPから1つのリン酸が離れ、アデノシン二リン酸（ADP）に分解される際にエネルギーが生じる。ATPは生体の「エネルギー通貨」とも言われている。

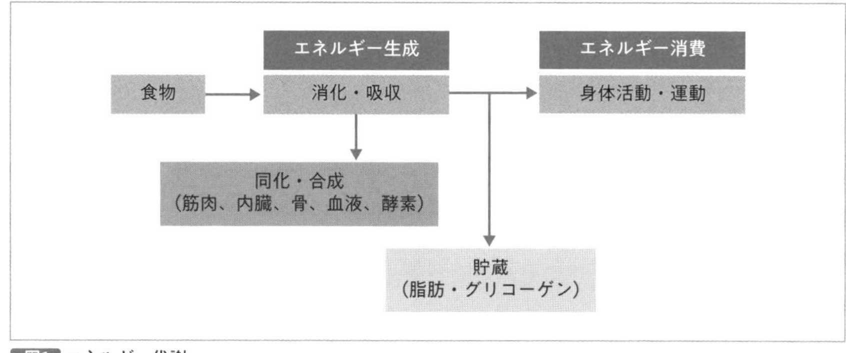

図1 エネルギー代謝

酸素を利用したエネルギー代謝は、主にミトコンドリア内で行われる。**グルコースや脂肪酸や多くのアミノ酸は、アセチルCoAにまで分解されてクエン酸回路に入る**。その後、**クエン酸から呼吸鎖に入り、そこで大量のATPが産生される**。この過程は酸素を必要とするため有酸素性エネルギー代謝と呼ばれる。一方で、ATPが分解される際のエネルギーを利用して、骨格筋が筋収縮することでヒトは身体活動や運動を行う。

栄養学において「同化と異化」、「エネルギー生成と消費」、「ATP」は臨床現場で使用する頻度はあまりないものの、患者の病態を深く理解する上でぜひ押さえておきたい重要ワードである。

2 同化と異化：カラダは日々新しくなる

私達のカラダは日々分解され（異化）、新しくつくられて（同化）いる。この同化と異化のバランスが保たれているときに私達は健康を維持できる（図2）。

同化とは、外部から取り込んだ物質を生合成することである。ATPなどの異化反応によって得られたエネルギーを用い、酵素反応を利用し、糖質、アミノ酸、脂質などの低分子化合物から筋肉、内臓、骨、血液、酵素などのカラダの構成要素である高分子化合物を合成する代謝である。植物が太陽光のエネルギーで二酸化炭素と水からデンプンを合成する炭酸同化作用も「同化」である。小児の成長期だけでなく、運動により筋肉量が増大する過程も同化である。

●同化＝異化：健康維持
●同化＞異化：成長期、妊娠
●同化＜異化：病気の発症、老化

同化＝異化であるために材料（栄養素）が必要

図2 同化と異化

異化とは、同化とは反対に生体が高分子化合物を低分子化合物に分解し、その過程でエネルギーを得てATPを合成する代謝である。生体のエネルギー需要が亢進したとき、例えば病気やケガ、手術、感染症では異化が亢進する。

同化と異化のバランスも重要である。同化に比べ異化のバランスが大きいとき、全体で見るとカラダが分解されエネルギーが供給される。この場合、同化も異化も必ずしも亢進している必要はない。例えば、老化の場合、同化も異化も低下するが、同化の低下の程度が異化の低下のそれより大きいため、全体のバランスは「同化＜異化」となる。

3 エネルギー消費量

ヒトは栄養を摂ることで得られるエネルギーと、身体活動などで使われるエネルギー消費の収支バランスによって健康な身体を維持している。エネルギー摂取とエネルギー消費はkcal（キロカロリー）の単位で表される。1 kcalは水1 kgを1℃上昇させるために必要な熱量である。エネルギー摂取量は摂取した食事が体内でどれだけの熱量をつくりだせるかを、エネルギー消費量は生命維持活動や日常生活活動、運動でどれだけの熱量を使ったかをそれぞれ表す。

1日におけるエネルギー消費量は、大きく基礎代謝量（約60％）・食事誘発性熱産生（約10％）・身体活動量（約30％）の3つで構成される（図3）[1]。そのうち、基礎代謝量は体格に依存し、食事誘発性熱産生は食事摂取量に依存するため、個人内での変動はあまり大きくない。総エネルギー消費量が多いか少ないかは、身体活動量によって決まる。

身体活動量は、「運動」と「日常生活活動」の大きく2つに分けられる。身体活動量に占める両者の割合は、運動を習慣的に行っているかどうかによる。一方で、

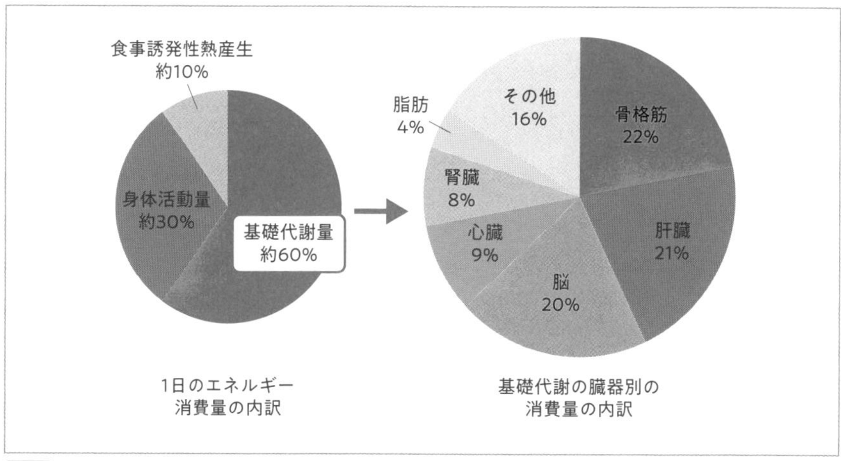

図3 **1日のエネルギー消費量の内訳と基礎代謝の臓器別の消費量の内訳**
[1]より

日常生活活動が該当する**「非運動性身体活動によるエネルギー消費（non-exercise activity thermogenesis; NEAT）」と肥満との関連が注目**されている。肥満者は歩行なども含めた立位による活動時間が、非肥満者より少ない傾向がある。つまりなるべく座位行動を減らして、日常生活活動を積極的に行うことが肥満予防のキーポイントといえる。

基礎代謝とは「生命を維持するのに必要な最小のエネルギー代謝」で、通常は「寝ている状態で一定の時間に消費する熱量」で表す。基礎代謝の臓器別の消費量を見ると、骨格筋や肝臓、脳が占める割合が大きい（**図3**）。このうち自分の意思でコントロールできるのは骨格筋量である。若い頃からいかに筋肉を維持するかが肥満予防のコツであり、健康長寿の秘訣である。

文献

[1] 厚生労働省. e-ヘルスネット. 加齢とエネルギー代謝.
https://www.e-healthnet.mhlw.go.jp/information/exercise/s-02-004.html

（吉村 芳弘）

コラム 03 「代謝がいい」「代謝がわるい」とはどういう意味ですか？

汗をよくかくから代謝がいい、たくさん食べても太らないから代謝がいい、若いから代謝がいい……これらの言葉は「代謝」の一面のみに光を当てています。また、ダイエット中の方であれば“基礎代謝”という言葉には敏感かと思います。代謝が落ちた、とか、代謝を上げたい、という言葉もよく耳にしますが、多くの方は代謝という用語を誤解しているかもしれません。

本文でも解説していますが、代謝とは異化と同化の絶妙なバランスと生体内のエネルギーの出入りを意味しています。つまり「代謝がいい」とは、異化と同化が活発（≒代謝回転が速い）であったり、生体内のエネルギーの出入りが大きかったりすることを意味します。この点では、“基礎代謝”より“新陳代謝”の方がより「代謝」の本来の意味に近いといえます。

ヒトは通常の食生活をしている限り、毎日食べたものの重さだけ体重が増え続けることはありません。すなわち、物質の出入りのバランスがとれているのです。この状態は「動的平衡」と呼ばれます。生物は、外界から物質とエネルギーを取り込み，必要な物質の合成（同化）と不要になった物質の分解（異化）を繰り返し、物質レベル、細胞レベルで常に体の中身を更新して生命を維持しています。生体内でのこれらの化学反応をまとめて「代謝」と考えるとわかりやすいのではないでしょうか。

1-2 3大栄養素：あなたのカラダは食べたものでできている

これだけ覚えておこう！

❶ 炭水化物のうち消化酵素で消化されず、エネルギー源として利用されにくい食物繊維を除いたものを糖質と呼ぶ

❷ たんぱく質はアミノ酸が多数結合した高分子化合物で、筋肉や臓器など体を構成する要素として重要である

❸ 脂質は糖質と同様に生体の重要なエネルギー源であり、生体内で様々な重要な役割を担う

1 糖質

炭水化物のうち消化酵素で消化されず、エネルギー源として利用されにくい食物繊維を除いたものを糖質（saccharide）と呼ぶ。糖質は生体の主要なエネルギー源であり、その分子の大きさから単糖類、二糖類、少糖類、多糖類に分類される（表1）。

表1 炭水化物（糖質）の分類

単糖類	二糖類	少糖類（オリゴ糖）	多糖類
ブドウ糖（グルコース） 果糖 ガラクトース キシリトール	ショ糖 マルトース ラクトース トレハロース	単糖類×2～10	単糖類×10個以上 グリコーゲン デンプン

単糖類=これ以上加水分解されない糖類

食事中に含まれる糖質は、口腔・胃内消化、膵液消化、腸粘膜細胞消化を経て、単糖類（主にグルコース）まで分解され吸収される。吸収されたグルコースは血糖として全身に運ばれ、細胞質基質およびミトコンドリアにおいて、解糖系、クエン酸回路（TCA回路）、電子伝達系を経て、エネルギー（アデノシン三リン酸：ATP）、水、二酸化炭素を産生する。理論上、糖質1gから約4kcalのエネルギーが産生される（表2）。

表2 主な栄養素の吸収・貯蔵とエネルギー価

栄養素	消化管から吸収	貯蔵型	エネルギー 1gあたり
糖質 （炭水化物）	ブドウ糖 （グルコース）	グリコーゲン	4 kcal
たんぱく質	アミノ酸	なし	4 kcal
脂質	脂肪酸	脂肪組織	9 kcal

好気的（酸素が豊富にある）条件下では、解糖系の最終産物であるピルビン酸→アセチルCoAを生成し、クエン酸回路へとATP産生反応が続く（好気的解糖と呼ぶ）。一方で、嫌気的（酸素が乏しい）条件下では、ピルビン酸→乳酸が生成し反応が終了する（嫌気的解糖系と呼ぶ）。好気的解糖では36 ATP（一部臓器では38 ATP）、嫌気的解糖系では2 ATPが生成される。

有酸素運動で主に用いられる遅筋（赤筋）は好気的解糖でゆっくり長く運動できるのに対して、無酸素運動で主に用いられる速筋（白筋）は嫌気的解糖で素早く短時間の運動になるのが特徴である。したがって、**エネルギー代謝と筋肉は呼吸（酸素の取り込み）や運動様式と密接に関連している**。

余剰なグルコースは、グリコーゲンとして肝臓や筋肉へ貯蔵される。また、グリコーゲンとして貯蔵できないグルコースは中性脂肪へ変換されて脂肪組織に貯蔵される。

② たんぱく質

たんぱく質はアミノ酸が多数結合した高分子化合物で、筋肉や臓器など体を構成する要素として重要である。たんぱく質は、アミノ酸の組み合わせや種類、量などの違いによって形状や働きが異なり、酵素やホルモン、免疫物質として様々な機能を担う。

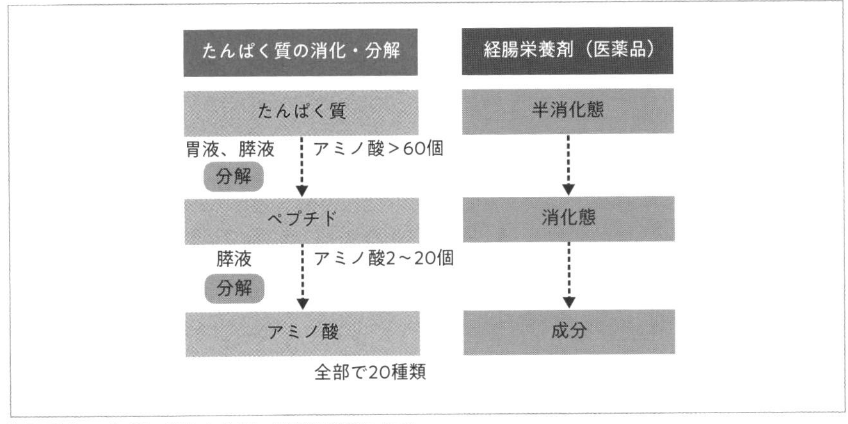

図1 たんぱく質の消化と分解・経腸栄養剤の対応

たんぱく質は20種類のアミノ酸から構成される。アミノ酸のうちバリン、ロイシン、イソロイシン、スレオニン、メチオニン、リジン、フェニルアラニン、トリプトファン、ヒスチジンの9種類は、体内で必要量を合成できないため、食事から摂取する必要がある。これを必須アミノ酸という。アミノ酸1gから約4kcalのエネルギーが産生される（表2）。

食事中のたんぱく質は胃液、膵液、腸液による消化（管内消化、中間消化）を経て、アミノ酸、ジペプチド、オリゴペプチドとなる。さらに小腸吸収上皮の刷子縁膜で消化（膜消化、最終消化）され、アミノ酸として取り込まれる。**経腸栄養剤は主にたんぱく質の構成成分によって、半消化態栄養剤（たんぱく質）、消化態栄養剤（ペプチド）、成分栄養剤（アミノ酸）に分類される**（図1）。

ヒトの体の中には数万種類ものたんぱく質があり、それぞれが異なる役割を持っている。酵素やホルモンとして代謝や体の機能を調節するもの、ヘモグロビンやトランスフェリンなど物質の輸送に関与するもの、γ-グロブリンなど免疫に関与するもの、アクチンやミオシンなど体を構成するものなど、どれも、生命維持には欠かすことのできないものである。アミノ酸もたんぱく質を構成するだけでなく、神経伝達物質やビタミンなどの生理活性物質の前駆体としても重要である。

③ 脂質

脂質は糖質と同様に生体の重要なエネルギー源であり、1 gあたり 9 kcalと、三大栄養素の中でも最も高いエネルギーを得ることができる（表2）。脂質は水に溶けずにエーテル、クロロホルムなどの有機溶媒に溶ける物質で、炭素、水素、酸素で構成される。生体内ではホルモンや細胞膜、核膜を構成したり、皮下脂肪として、臓器を保護したり、体を寒冷から保護する働きもある。また、脂溶性ビタミン（ビタミンA・D・E・K）の吸収を促すなど、重要な役割を担う。

食事中の脂質のほとんど（99％）が中性脂肪であり、約1％がコレステロールである。食事中の脂肪粒子は胆汁中の胆汁酸でミセル化され、腸液でアルカリ化され活性化した膵液（リパーゼ）で中性脂肪から脂肪酸が切り離される。

脂肪酸（脂肪）は**構成する炭素数により短鎖脂肪酸（6個以下）、中鎖脂肪酸（8～12個）、長鎖脂肪酸（14個以上）に分類**され、**構成する二重結合の数によって飽和脂肪酸、一価不飽和脂肪酸、多価不飽和脂肪酸に分類**される。多価不飽和脂肪酸は二重結合の部位によってn-3系（ω3系）、n-6系（ω6系）、n-9系（ω9系）多価不飽和脂肪酸に分類される（表3）。

表3 脂肪酸の分類と特徴

1）脂肪酸の炭素数
炭素数 6 個以下：短鎖脂肪酸（SCFA）→短鎖脂肪（SCT）
炭素数 8～12 個：中鎖脂肪酸（MCFA）→中鎖脂肪（MCT）
炭素数 ≥14 個：長鎖脂肪酸（LCFA）→長鎖脂肪（LCT）
2）脂肪酸の二重結合数
二重結合なし：飽和脂肪酸（SFA）
二重結合 1 個：一価不飽和脂肪酸（MUFA）
二重結合 2 個以上：多価不飽和脂肪酸（PUFA）
3）n-3 系および n-6 系
3 個目の炭素に二重結合：「n-3 系脂肪酸」
6 個目の炭素に二重結合：「n-6 系脂肪酸」
9 個目の炭素に二重結合：「n-9 系脂肪酸」

脂肪は脂肪組織に取り込まれて再エステル化され、中性脂肪として貯蔵される。また、筋肉に取り込まれた後、β酸化により数分子のアセチルCoAを産生してエ

ネルギー源となる。β酸化はミトコンドリア内で行われるが、長鎖脂肪酸は運搬体であるカルニチンとの結合が必要であるのに対し、短鎖脂肪酸、中鎖脂肪酸のβ酸化にはカルニチンを必要としない。

植物油や魚油に多く含まれる不飽和脂肪酸には、血液中の中性脂肪やコレステロールを低下させる働きもあるが、動物性脂肪に多い飽和脂肪酸は、血液中の中性脂肪やコレステロールを増加させるため、過剰摂取に注意が必要である。**日本人の食事摂取基準では、脂質に関して、総脂質量の他に、飽和脂肪酸量、n-3系脂肪酸、n-6系脂肪酸の量が定められています**。また、脂肪酸のうち食物からとる必要があるものを必須脂肪酸といい、リノール酸、リノレン酸、アラキドン酸が必須脂肪酸にあたる。

（吉村 芳弘）

コラム 04 微量栄養素ってなんですか？

微量栄養素とは、各種ビタミンと微量元素の総称です。ビタミンは、ヒトの体内で合成されず、体外から摂取する必要がある有機物です。微量元素とは、ヒトの体内に含有されている量が鉄以下か、もしくは1 mg/kg以下の元素の総称です。微量栄養素は、それぞれ特有かつ多彩な生理活性をもっており、臨床栄養では脇役どころか主役になったりします。

例えば、重度のビタミンB1欠乏症の代表は脚気です。脚気は、原因が不明であった戦前のわが国では国を滅ぼす病として恐れられていました。ビタミンB1はピルビン酸からのアセチルCoA生成が促進する酵素の働きを促進します。そのため、ビタミンB1欠乏では、クエン酸サイクルが阻害され好気的解糖系であるATP産生が機能不全に陥ります。心筋はクエン酸サイクルによるATP産生の依存度が高いため、ビタミンB1欠乏では心機能を維持できずに死に至ります。

また、微量元素の欠乏も臨床的に重要です。月経や消化管出血に伴う失血で体内の鉄の貯蔵が減少・枯渇すると鉄欠乏になります。欧米の内陸部では海産物、とりわけ海藻類の摂取が少ないため、ヨード欠乏に陥るリスクがあります。これらの地域ではヨード欠乏を予防するため、食塩にヨードが添加されています。

微量元素の過剰症は自然食品を摂取している状態では稀であり、過剰なサプリや薬剤で生じる可能性があります。

1-3 運動と代謝：ニートは肥満と関連する！？

これだけ覚えておこう！

❶ 最も変動が大きいエネルギー消費は身体活動

❷ 身体活動中にエネルギー源として使われる糖と脂肪の割合は強度によって変化する

❸ 大きな筋肉を使ったほうが効率よくエネルギーが使われる

1 身体活動とエネルギー

ヒトのエネルギー消費は大きく、①基礎代謝、②食事誘発性熱産生（diet induced thermogenesis：DIT)、③身体活動、の3つに分けられる。このうち最も変動が大きいものが身体活動によるエネルギー消費である。身体活動によるエネルギー消費は、運動によるものと、家事などの日常生活活動が該当する非運動性身体活動（non-exercise activity thermogenesis：NEAT）によるものの大きく2つに分けられる。個人差はあるものの、**標準的な身体活動レベルのヒトの総エネルギー消費量（24時間相当）のうち、身体活動によって消費するエネルギー量は約30％を占める**（図1）。

総エネルギー消費量のうち、基礎代謝量は体格（特に筋肉量）に依存し、食事誘発性熱産生は食事摂取量に依存するため、個人内での日々の変動は大きくない。したがって、総エネルギー消費量の変動は、ほぼ身体活動量に依存する。

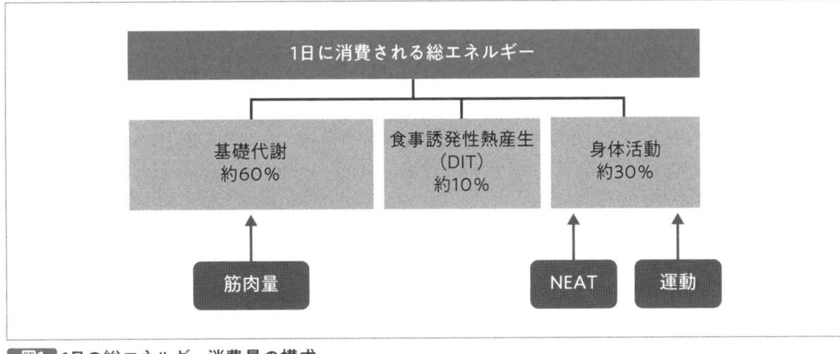

図1 1日の総エネルギー消費量の構成
DIT：diet induced thermogenesis
NEAT：non-exercise activity thermogenesis

② NEAT（ニート）とは？

身体活動量は運動とNEATの大きく2つに分けられる。身体活動量に占める両者の割合は、習慣的な運動の有無と程度による。ただし、習慣的な運動を行っていなくても、家事や通勤・通学の際のウォーキング、畑仕事などによる身体活動が多い場合もある。そのため、運動が習慣化している人のほうが身体活動量がより多いとは一概に言い切れない。

近年ではNEATと肥満との関連が注目されている。肥満者と非肥満者を比べると、肥満者は歩行なども含めた立位による活動時間が、平均で1日約150分も少なかったという報告もある[1]。座位行動を減らして家事などの日常生活活動を積極的に行うことは、肥満予防として重要である。

③ 身体活動量は体格×活動強度×活動時間

1回の身体活動で消費されるエネルギー量は、体格・活動強度・活動時間で表される。例えば、体格の大きい人が、高強度で、長時間の活動を行うほど、エネルギー消費量は多くなる。

身体活動中にエネルギー源として使われる糖と脂肪の割合は強度によって変化する。理論的には**低強度×長時間で脂肪の消費割合が増加し、高強度×短時間で**

糖の消費割合が増加する。強度と時間は相対的なものであるため、ベースの身体活動が低ければ強度が低い身体活動でも糖の消費割合が高くなる。また、身体活動後の一定時間は代謝が亢進するため、高強度で身体活動を行った後は、活動中に使われた糖を肝臓や筋肉に補填するため、より多くの脂肪が消費される。

4 身体活動レベル

推定エネルギー必要量の推定の際に、身体活動レベルという指標がある。**健常成人の場合、「基礎代謝量×身体活動レベル」で推定エネルギー量を算定する**。日本人の食事摂取基準（2020年版）では各身体活動レベルに該当する日常生活の例が示されている（表1）[2]。活動レベルは個人によって変動するが、1.40-1.60に該当する（低い）場合は1.50、1.60-1.90に該当する（普通の）場合は1.75を、1.90-2.20に該当する（高い）場合は2.00をそれぞれ用いて算定することが臨床的に妥当であると思われる。

表1 身体活動レベル別の活動内容と活動時間の例

	低い	普通	高い
身体活動レベル	1.50 (1.40-1.60)	1.75 (1.60-1.90)	2.00 (1.90-2.20)
日常生活の内容	生活の大部分が座位で、静的な活動が中心	座位中心であるが、職場内での移動や立位作業、通勤、買い物、家事、軽いスポーツ等を含む	移動や立位の多い仕事や、スポーツなど余暇における活動的な運動習慣あり
中強度の身体活動時間（時間/分）	1.65	2.06	2.53
仕事での合計歩行時間（時間/分）	0.25	0.54	1

5 エネルギー消費の大きい運動・身体活動とは？

運動

体の中で大きな筋肉である体幹と下半身を使うことが重要である。大きな筋肉

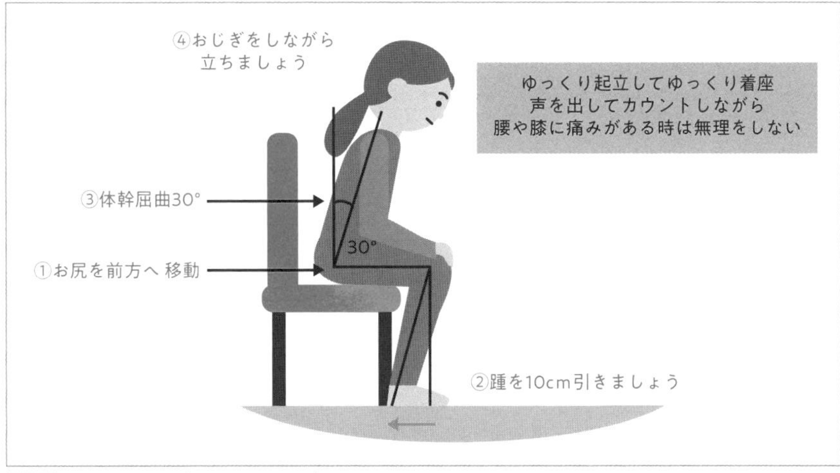
④おじぎをしながら
立ちましょう
ゆっくり起立してゆっくり着座
声を出してカウントしながら
腰や膝に痛みがある時は無理をしない
③体幹屈曲30°
30°
①お尻を前方へ 移動
②踵を10cm引きましょう

図2 椅子起立運動（ハーフスクワット）

を使ったほうが効率よくエネルギーが使われる。**体の中で一番大きい筋肉は大腿四頭筋（大腿部前面の筋）であり、主に膝の屈曲の動きに作用する**。大殿筋や中殿筋などのお尻の筋肉や、下腿三頭筋、前脛骨筋などの下肢の筋肉も大きな筋肉であるため、これらの筋肉を同時に収縮する運動はエネルギー消費が高い。例えば、スクワットや椅子起立運動は下半身のエネルギー消費の高いレジスタンス運動としておすすめである（図2）。

身体活動

日常生活でエネルギー消費を高めるには、スキマ時間に運動を楽しんで行うことである。以下のような「ながら運動」がおすすめである。

・歯磨きをしながら、かかと上げやもも上げ、スクワットをする。
・座っているとき、信号待ちのときなど、背筋を伸ばしてお腹を凹ませる。
・洗濯物を立ってたたむ。
・料理をしながらつま先立ちやかかとの上げ下げ。
・早歩きをする。
・なるべく階段を使う。

文献

[1] Levine JA, et al. Interindividual variation in posture allocation: possible role in human obesity. Science.2005; 307: 584-586.

[2] 厚生労働省. 日本人の食事摂取基準（2020年版）.

（吉村 芳弘）

コラム 05 ダイエットに筋トレは効果がありますか？

痩せるには有酸素運動が不可欠ではない理由を述べます。ランニングのような有酸素運動と、無酸素運動の筋トレを比べると、エネルギー消費量は有酸素運動のほうが上です。そのため、体脂肪を落とすには有酸素運動が効果的と言われます。しかし、「運動でエネルギーを消費して体脂肪を落とすこと」と、「運動で代謝を高めること」は別です。これは分けて考えなければいけません。

意外にも、多くのエネルギーを消費する有酸素運動は、基礎代謝の高い体づくり（＝燃費の悪い体づくり）にはちょっと不十分です。筋トレは、エネルギー消費量を比べると有酸素運動に劣りますが、燃費の悪い（≒筋肉を増やす）体づくりにつながり、長い目で見ると代謝が上がります。筋肉が増えた状態で有酸素運動をするとさらにエネルギー消費が高まります。

運動は、エネルギーを効率よく消費すると同時に、基礎代謝の向上にもつながる可能性があることを意識する必要があるわけです。つまり、筋肉がつく（＝基礎代謝が向上する）運動を選ぶことは、活動代謝を増やすうえで大切です。

エネルギーを消費することよりも、筋トレで筋肉を増やして基礎代謝を上げることに注目したトレーニングを実践しているのが、「結果にコミットする」でおなじみの某ジムです。基本的に有酸素運動は行わず、筋トレと糖質制限を中心とした食事改善を指導しています。ただし、過度の食事制限が必要な場合は専門家の指導の下に行うべきだと思います。

1-4 疾患と代謝：どうして病気をするとやせるのか

これだけ覚えておこう！

❶ 急性疾患などに伴う短期間の急激な炎症惹起を侵襲という

❷ 慢性疾患などに伴う長期間の微弱あるいは弱い炎症惹起を悪液質という

❸ 筋肉量の喪失を防ぐことが悪液質の栄養管理の重要なテーマ

1 多疾患合併の栄養障害

急速に高齢化が進むわが国において、多疾患を合併した患者の栄養障害が注目され関心を集めている。急性疾患などに伴う短期間の急激な炎症惹起を「侵襲」、慢性疾患などに伴う長期間の微弱あるいは弱い炎症惹起を「悪液質」と呼ぶ。

がん、心疾患、呼吸器疾患、腎疾患などの内部障害に起因する栄養障害は、悪液質（cachexia）の病態が関与すると考えられている。悪液質では、病状の進行とともに多くの患者が食欲不振や体重減少を経験し、徐々に不可逆的な栄養障害に陥る。中等度以上の食欲不振は、がん患者の半数以上に見られると報告されており、体重減少はがんの原発部位や進行度によって差があるものの、がん患者の30〜80％に認められる。栄養障害の概念ツリーでは悪液質は低栄養の下位項目として分類されている（図1）。

悪液質では自覚症状の増悪や身体活動の低下、日常生活動作や生活の質の低下だけでなく、根治を目標とした疾患治療に際しその耐用性を著しく低下させ、予後悪化の促進因子となる。近年では、がん患者だけでなく、非がん患者の悪液質に対する栄養療法を含む早期からの予防や治療の重要性が認識されている（図2）。

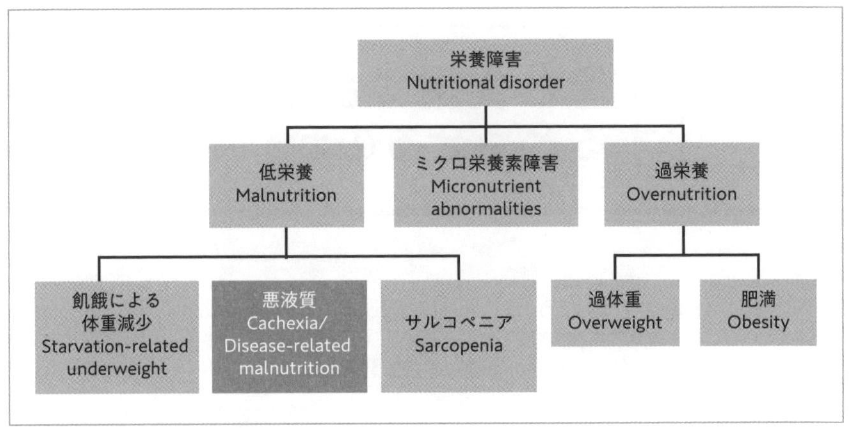

図1 栄養障害の概念ツリー

Cederholm T, Jensen GL. To create a consensus on malnutrition diagnostic criteria: A report from the Global Leadership Initiative on Malnutrition (GLIM) meeting at the ESPEN Congress 2016. Clin Nutr. 2017;36:7-10. より

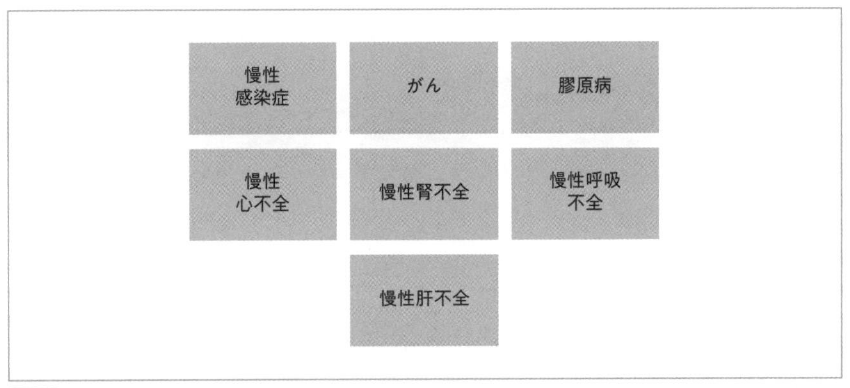

図2 悪液質のさまざまな原因疾患

2 悪液質の病態と栄養

悪液質はがんや慢性疾患の存在下で、体重と骨格筋量が減少する症候群であり、多くの症例で食欲不振を伴う。進行固形がん、特に肺がんや消化器がんにおいて発症頻度が高く、診断時に3割以上、終末期においては8割以上の患者に認められる。がん悪液質を有する患者は、がん治療への耐容能が低く、生存期間が短く、QOLが低く、入院期間が長く、結果として多くの医療費がかかる。特に高齢のが

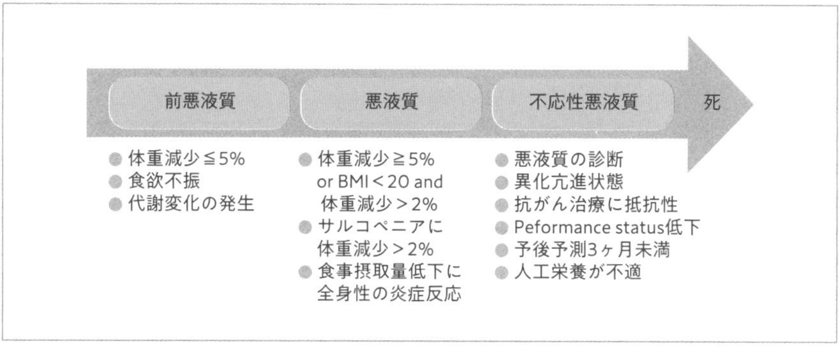

前悪液質 → 悪液質 → 不応性悪液質 → 死

前悪液質	悪液質	不応性悪液質
● 体重減少≦5% ● 食欲不振 ● 代謝変化の発生	● 体重減少≧5% or BMI＜20 and 体重減少＞2% ● サルコペニアに体重減少＞2% ● 食事摂取量低下に全身性の炎症反応	● 悪液質の診断 ● 異化亢進状態 ● 抗がん治療に抵抗性 ● Peformance status低下 ● 予後予測3ヶ月未満 ● 人工栄養が不適

図3 がん悪液質の病期分類

Fearon K, et al. Definition and classification of cancer cachexia: an international consensus. Lancet Oncol. 2011;12:489-495. より

ん患者で悪液質の発症頻度が高く、身体機能低下に与える影響が大きい。

がん悪液質の主な病態は、腫瘍組織によって惹起された慢性炎症が、中枢神経系を介した摂食障害、アミノ酸の消費、インスリン抵抗性を生じ、骨格筋合成を阻害することと考えられている。また、腫瘍から発生される液性因子、内分泌系の障害、身体不活動などの多くの要因が関与し、その病態生理は複雑である。

現時点で複数の悪液質の診断基準が提唱されているが、5～10％の体重減少率を主要所見とすることは共通している。副所見についてはいくつかのバリエーションがあり、症状の有無を重視するもの、体格（BMI）と骨格筋減少を重視するもの、症状や骨格筋、血液検査をすべて考慮するもの、などがある。いずれにしても、がん悪液質では病期分類と早期治療の重要性が提唱されている（図3）。前悪液質という概念を用いることで、早期の予防や治療による悪液質の改善の可能性があるためである。

③ 多疾患合併でエネルギー代謝が上昇

短期飢餓、長期飢餓、侵襲におけるエネルギー代謝には大きな相違がある（図4）[1]。飢餓症および全身炎症におけるグルコース、脂質、蛋白質の合成や分解、および主要臓器の相違は多岐にわたり、栄養障害＝栄養摂取不足という単純な構図が成立しないことは明確である。

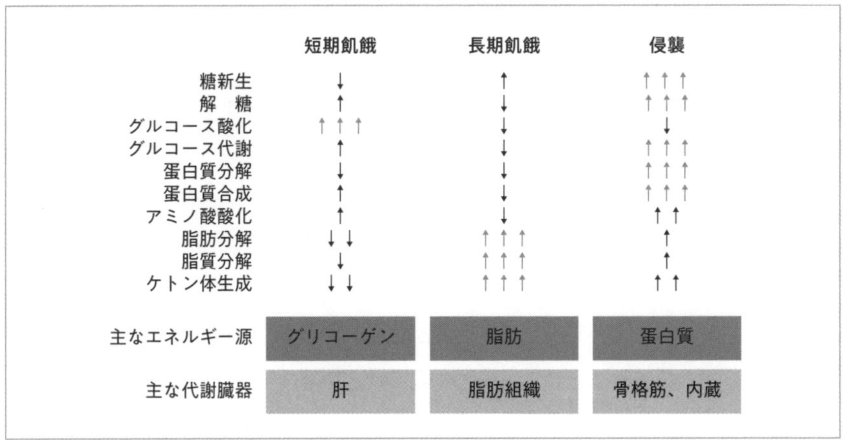

	短期飢餓	長期飢餓	侵襲
糖新生	↓	↑	↑↑↑
解　糖	↑	↓	↑↑↑
グルコース酸化	↑↑↑	↓	↓
グルコース代謝	↑	↓	↑↑↑
蛋白質分解	↓	↓	↑↑↑
蛋白質合成	↑	↓	↑↑↑
アミノ酸酸化	↑	↓	↑↑
脂肪分解	↓↓	↑↑↑	↑
脂質分解	↓	↑↑↑	↑
ケトン体生成	↓↓	↑↑↑	↑↑
主なエネルギー源	グリコーゲン	脂肪	蛋白質
主な代謝臓器	肝	脂肪組織	骨格筋、内蔵

図4 短期飢餓、長期飢餓、侵襲でのエネルギー代謝の相違

Long CL, et al. Metabolic response to injury and illness: estimation of energy and protein needs from indirect calorimetry and nitrogen balance. JPEN J Parenter Enteral Nutr. 1979;3:452-456. より

悪液質はがんだけではなく、慢性心不全や慢性呼吸不全などの慢性臓器不全や、慢性感染症、膠原病など全身炎症が長期間にわたり遷延した疾患や状態でも生じる（図2）。悪液質とサルコペニアでは共通する病態が多くみられるものの、加齢によるサルコペニア（一次性サルコペニア）のみでは食欲低下や体脂肪量の減少は生じないことが多い。悪液質の症状は多彩であり、体重減少、骨格筋減少、体脂肪減少、筋力低下、食欲低下、貧血、疲労感、全身耐久性および身体機能の低下、抑うつ、自発性の低下、などがみられる。

4 多疾患合併時の複合治療

多疾患合併時は栄養管理を含めた複合的な治療が必要である。さらに、疾患の重症度や進行度に応じた治療が必要である。単純化すれば、前悪液質では機能回復を目標とし、不応性悪液質では症状緩和を目標とする。

European Palliative Care Research Collaborative（EPCRC）では、がん悪液質の治療目標として、「**体重または筋肉の喪失を回復させるか、少なくともその喪失を最小限に防ぐこと**」としている。つまり、筋肉量の喪失を防ぐことが栄養管理上の最も重要なテーマの一つである。

がん悪液質に対する栄養治療の戦略として、1）**前悪液質では、栄養指導、栄養強化食、栄養補助食品（抗炎症作用の期待）の提供**、2）**悪液質では、適切なエネルギー、たんぱく量を経口補助食品、経腸栄養で充足する（抗炎症作用の期待）、医学的に許容できる範囲で高たんぱく質を提供する**、3）**不応性悪液質では、飢餓感や口渇の緩和など緩和的な栄養サポートを提供する**、と提言されている[2]。

運動療法はEPCRCのガイドラインで強く推奨されている。前悪液質や悪液質では運動療法による抗炎症効果を期待して、低強度のレジスタンストレーニングや有酸素運動を全身状態に応じて提供する。

現時点で進行中の悪液質治療の臨床研究として、複数の機序の薬剤を組み合わせた多剤併用療法と、栄養療法と運動療法を組み合わせた集学的治療が国内外で検証されており、結果が待たれる。将来は、これらの薬物治療と非薬物治療を併用する方向へ進むと考えられる。

文献

[1] Long CL, et al. Metabolic response to injury and illness: estimation of energy and protein needs from indirect calorimetry and nitrogen balance. JPEN J Parenter Enteral Nutr. 1979 ;3: 452-456.
[2] Arends J, et al. ESPEN guidelines on nutrition in cancer patients. Clin Nutr. 2017; 36: 11-48.

（吉村 芳弘）

疾患の「重症度」はどのように判断しますか？

疾患はそれぞれの診療ガイドラインで重症度が明示されています。例えば、NIHSSは脳卒中神経学的重症度の評価スケールとして世界的に最も広く利用されている評価法のひとつです。意識状態や麻痺の状態、運動や失調のレベル、言語障害などがスコア化され、各スコアの合計点にて評価します。0点が正常で点数の高いほど重症です。

また、慢性腎臓病の診断基準およびステージ分類で重要な指標となるのが、eGFR（推定糸球体ろ過量）です。eGFRは糸球体の老廃物を尿へ排泄する能力を示しており、値が低いほど腎臓の働きが悪いということになります。

一方で、慢性疾患や慢性臓器不全症、慢性感染症では全身炎症が栄養障害の大きな要因のひとつです。全身炎症はそれぞれの疾患の重症度とは別に評価する必要があります。全身炎症は「疾患にかかわらず」栄養障害を進行させてしまいます。疾患の合併が多いほど、または疾患の重症度が高いほど、全身炎症は高くなりそうです。

全身炎症の指標としては発熱、白血球増多、CRP高値、赤沈亢進などが古くから用いられてきました。最近では、CRPと同様な性質をもつ急性期蛋白として，最近SAA（血清アミロイドA蛋白）の有用性が注目されています。臨床的には、CRPとAlbを組み合わせたGlasgow Prognostic Score（GPS）が簡便で使用しやすいと思います。GPSはがんやその他の疾患の予後予測因子として知られています。

1-5 加齢と代謝：年を取れば代謝が落ちる？

これだけ覚えておこう！

❶ 加齢に伴い基礎代謝量は低下する

❷ 加齢とともに体幹部への脂肪の分布（内臓脂肪も含む）が増加する

❸ 高齢者ではメタボ対策よりフレイル対策が重要

1 加齢と基礎代謝量の変化

加齢に伴い基礎代謝量は低下する。主な理由としては、筋肉量などの除脂肪量の低下があげられる。筋肉量の減少は基礎代謝量の減少に関連しており、身体活動に伴うエネルギー代謝量が低くなることにもつながる。同じ身体活動を行った場合、筋肉量や体重が大きいほどエネルギーを消費する。体重の重い人と軽い人が同じ活動レベルで1日を過ごせば、体重の重い人の総エネルギー消費量（24時間相当）の方が多くなる。そのため、筋肉量の減少に加えて、これに伴い身体活動が減少することによりさらに基礎代謝量が減少する。したがって、**低栄養やサルコペニアなどの複数の要因も加齢に伴う基礎代謝量の減少における負のサイクルの主要な要因に挙げられている**（図1）[1]。

加齢に伴う基礎代謝量の変化は日本人の食事摂取基準2020年版にも示されている（図2）。性別を問わず加齢とともに基礎代謝量が低くなっていることがわかる。例えば体重70 kgの男性の場合、基礎代謝量の推定値は、20歳代で1,680 kcal、50歳代で1,505 kcalとなり、1日でおよそ175 kcalの差になる。基礎代謝量は、男性で18歳くらい、女性では15歳くらいをピークにその後は年齢とともに低下する。

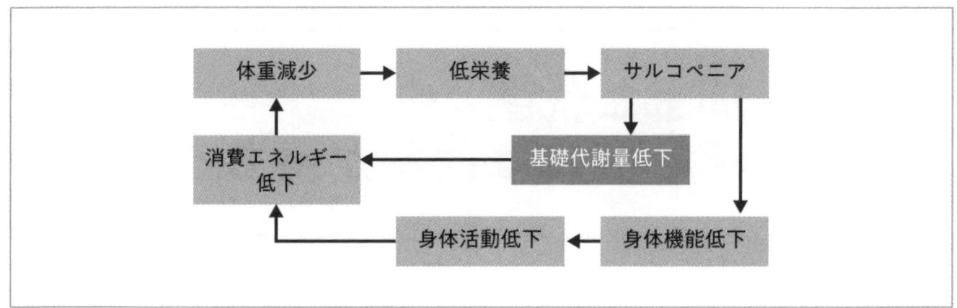

図1 加齢と基礎代謝量低下の負のサイクル

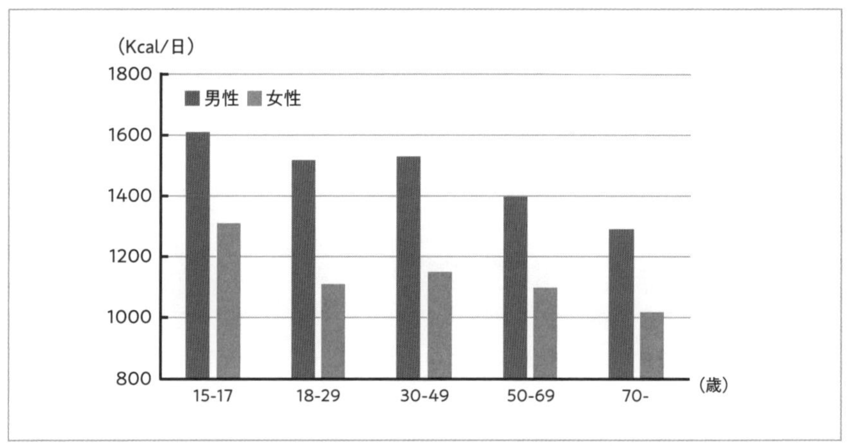

図2 加齢と基礎代謝量の変化
[1]より

2 「年を取ると太りやすくなる」は科学的に正しい

加齢とともに基礎代謝量が減少することで、若年と同じような食生活を続けると摂取エネルギー＞消費エネルギーの状態となる。基礎代謝とは心臓を動かす、呼吸する、体温を保つなど生命維持に必要なエネルギーのことで、「ゴロ寝していても絶えず使い続けているエネルギー」である。基礎代謝量は1日の総消費エネルギーの約6割を占める。

また、身体活動の低下も消費エネルギー低下につながる。身体活動は1日の総消費エネルギーの約3割を占める。

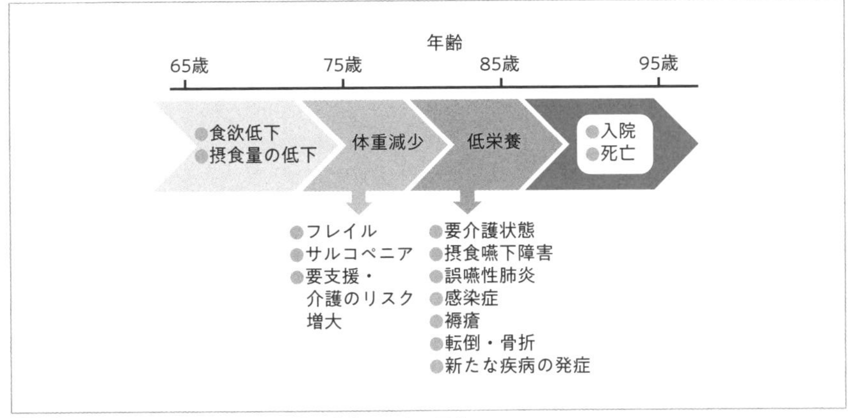

図3 加齢と食事、体重、栄養状態の変化と不良の予後

このため、「年を取ると太りやすくなる」ことは科学的に正しい。しかし、太らないために食事を制限することは高齢者の場合は往々にしてリスクを伴う。**高齢者の場合、食事摂取量が減少して体重が減少すると、ほぼ間違いなく筋肉量が減少する**。高齢者の筋肉量減少は入院や死亡などの不良の転帰と関連しているため、安易な食事制限は行うべきではない（図3）。高齢者は筋肉量を維持するための高たんぱく質の食事と、筋トレを含む運動療法や身体活動の維持が推奨される。

3 カラダの部位別の加齢変化

加齢では肉量の減少と同時に脂肪の蓄積を認めるが、男女とも加齢とともに体幹部への脂肪の分布（内臓脂肪も含む）が増加する。50歳以上の男性では全身の脂肪のうち6割以上が主に腹部に蓄積する。女性でも30歳代を超えると5割以上の脂肪が腹部に分布する。**ある程度年齢を重ねた人は、全身の体脂肪率があまり高くなくても、腹部の脂肪分布が増えている可能性が高く、その中でも特に内臓脂肪が増える傾向にある**。

腹部の脂肪や内臓脂肪が多くなるとメタボリックシンドロームの危険性が高まる。身体機能や運動の減少と相まって、2型糖尿病や高血圧、脂質代謝異常症、肝機能障害などの生活習慣病の合併頻度も高まる。メタボリックシンドロームは脳

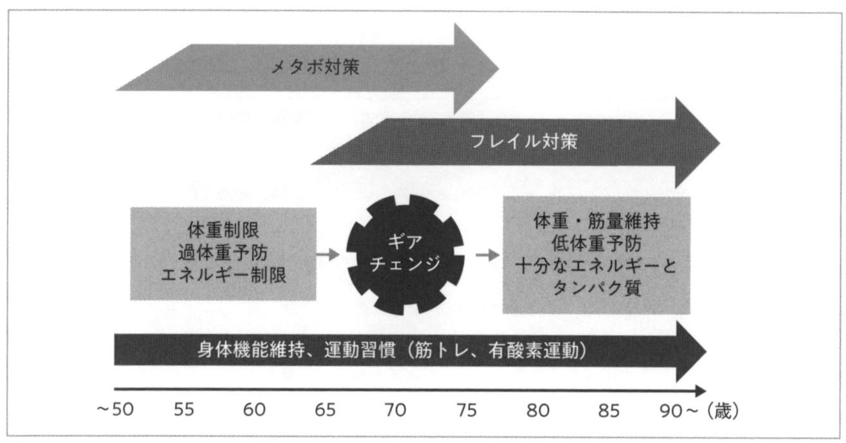

図4 加齢に伴う栄養管理の方針転換

卒中や心臓病などの重篤な疾患の発症リスクと正の関連がある。

④ 高齢者ではメタボ対策よりフレイル対策が重要

しかし、高齢者の医療を考える際のキーワードはメタボリックシンドロームではなくフレイルである。**フレイルは加齢に伴い様々な臓器機能変化や予備能力の低下が起こり、外的ストレスに対する脆弱性（打たれ弱さ）が亢進した状態で、日常生活動作の低下や転倒・骨折、独居困難、合併症の増悪、入院、死亡などのリスクが高まった状態である**。

フレイルは健康と要介護の中間状態を指し、後期高齢者の多くがフレイルの段階を経て要介護状態へと至る。フレイルは「可逆性があること」が最も重要な特徴である。可逆性があるゆえ、フレイルの早期の発見が医療だけでなく社会経済における重要な課題のひとつになりつつある。いったん要介護状態となった高齢者を健常な状態へ回復させるためにはかなりのリソースが必要であり、そもそも無理難題である。

誤解を恐れずに単純化すると、メタボ対策には体重が増えないようにコントロールしよう、フレイル対策には体重が減らないようにしようという2つの相反するメッセージがある（図4）。いずれにしても、栄養管理はメタボでもフレイルでも重要な対策のひとつである。もちろん、フレイル対策には体重コントロール以外にも認知的因子や社会的因子、口腔管理、ポリファーマシーの是正など多因子が関与している。しかし、社会に対するメッセージとしてはよりシンプルなほうが望ましい。何歳からフレイル対策を始めたらいいかということは、個人差が大きすぎて明確には出せないものの、少なくとも70歳を超えた高齢者ではフレイル対策に舵を切って栄養管理を行う必要がある。

⑤ 栄養チェックはフレイル検診の主要事項

厚生労働省は、「高齢者の特性を踏まえた保健事業ガイドライン」を策定し、2020年4月より75歳以上の後期高齢者を対象にフレイルに特化した健診を開始した。後期高齢者に健康診査で質問票を用いた問診を行い、特性を踏まえた健康状態を把握すること（≒フレイルのスクリーニング）が主な目的である。問診の内容は、栄養チェックを中心に10 種類15項目である（表1）。

表1 フレイル検診の質問票

項目	質問
(1) 健康状態	● あなたの現在の健康状態はいかがですか
(2) 心の健康状態	● 毎日の生活に満足していますか
(3) 食習慣	● 1日3食きちんと食べていますか
(4) 口腔機能	● 半年前に比べて固いものが食べにくくなりましたか ※さきいか、たくあんなど ● お茶や汁物等でむせることがありますか
(5) 体重変化	● 6カ月間で2～3kg以上の体重減少がありましたか
(6) 運動・転倒	● 以前に比べて歩く速度が遅くなってきたと思いますか ● この1年間に転んだことがありますか ● ウォーキング等の運動を週に1回以上していますか
(7) 認知機能	● 周りの人から「いつも同じことを聞く」などの物忘れがあると言われていますか ● 今日が何月何日かわからない時がありますか
(8) 喫煙	● あなたはたばこを吸いますか
(9) 社会参加	● 週に1回以上は外出していますか ● ふだんから家族や友人と付き合いがありますか
(10) ソーシャルサポート	● 体調が悪いときに、身近に相談できる人がいますか

[2]より

文献

[1] 厚生労働省. 日本人の食事摂取基準（2020年度版）.
https://www.mhlw.go.jp/stf/seisakunitsuite/bunya/kenkou_iryou/kenkou/eiyou/syokuji_kijyun.html（2021年5月21日アクセス）

[2] 厚生労働省. 後期高齢者の質問票の解説と留意事項.
https://www.mhlw.go.jp/content/12401000/000580246.pdf（2021年5月21日アクセス）

（吉村 芳弘）

コラム07 老化の原因は何ですか？

人生はマラソンに例えられます。文学的な物言いだけでなく、生物学的にも同様です。ヒトは誕生した瞬間は生物学的にはほとんど個体差がありません。しかし、成長、老化とともにカラダに多彩な変化が生じて、死ぬまでの時間経過や生活の形態は人によって全く異なります。スタートは横並びですが、ゴールまでの過程は全くバラバラです。ゴール地点も人によって異なりますね。

老化の原因のひとつに活性酸素によって起こるカラダの「錆び」が挙げられます。鉄の錆びと同じです。活性酸素は、身体の様々な部分を錆びさせる原因のひとつですが、活性酸素が体内にできる原因も様々あり、呼吸で吸い込む酸素の一部が活性酸素となったり、車の排気ガス、たばこ、紫外線、激しい運動や心理的ストレスなども活性酸素の蓄積を誘発し、老化の原因になったりします。

老化のスピードは40歳代より加速するとされています。その理由は、40歳代になると活性酸素を取り除いてきた「抗酸化酵素」の能力が急速に減少してしまうからと考えられています。

老化を抑制するために、過剰な代謝を抑え、活性酸素の蓄積を抑制することが有効であると考えられるようになり、カロリー制限の有効性も証明されています。一方で、老化には活性酸素のみならず、様々な要因が複雑に絡み合っています。不老不死は人類の永遠のテーマであり続けると思います。

chapter 2
栄養ケアの基本

2-1 栄養スクリーニング：アルブミンを過信しない！

これだけ覚えておこう！

❶ 栄養スクリーニングとは低栄養のリスクがある患者を抽出すること

❷ 血液データは他の栄養アセスメントと同時に用いて総合的に栄養状態を判断する

❸ 身体の構成成分を身体計測や機器を用いて評価して栄養評価に応用する

① 栄養スクリーニングとは

栄養スクリーニングとは、全患者をふるいにかけて（screen）、低栄養のリスクがある患者を抽出することである。**栄養スクリーニングは栄養アセスメント、栄養診断の第一歩である**（図1）。栄養スクリーニングで低栄養のリスクと判定された患者に対して、詳細な栄養アセスメントを行い低栄養かどうか診断する。

低栄養と診断された場合はその重症度に応じて、栄養療法のゴール設定および予後予測を行う。栄養療法を実施した後に、定期的に栄養モニタリングを継続して行う。必要時は詳細な栄養アセスメントや低栄養診断を繰り返す。

② 血液データ

アルブミンなどの血清蛋白は代表的な栄養指標であるが、個々の特徴を理解することが重要である。アルブミンの半減期は約3週間と長く、半減期が短いRTP（rapid turnover protein）のほうがより鋭敏に変動する。疾患がなく、全身状態が安定しているときには、栄養療法の効果判定としてアルブミンやRTPは使用しうる。

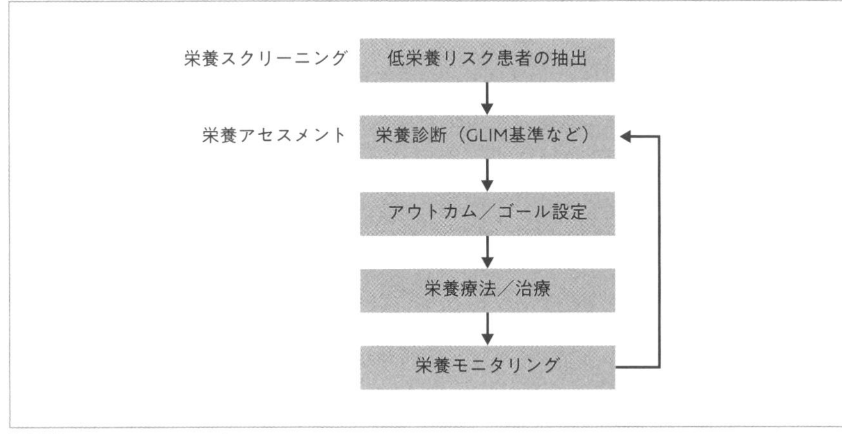

図1 栄養アセスメントの流れ

アルブミンや他のRTPは古くから用いられる血液データを用いた栄養指標であるが、低値となる要因は様々である。低アルブミン血症の原因として、栄養摂取不良だけでなく、全身炎症や肝機能障害、ネフローゼなどは臨床的によく経験される。

したがって、**低アルブミン血症＝低栄養と単純に判断すべきではない**。アルブミンなどの血液データは他の栄養アセスメントと同時に用いて総合的に栄養状態を判断すべきである。

③ 身体所見

身体の構成成分を身体計測で評価することで、間接的に栄養評価を行うことが可能である（図2）。**身体計測の中で最も簡便で栄養指標として重要なのは体重やBMI（body mass index）である**。しかし、体重変化を認めた場合、体脂肪が変化したのか、体蛋白が変化したのか、水分バランスが変化したのか、は不明である。そのため、皮下脂肪厚や上腕周囲長（図3）などを計測して体脂肪や骨格筋量の変化を大まかに把握することが必要である。身体計測は、体組成を評価する最も簡便な方法であるが、検者による誤差が大きい。

生体電気インピーダンス法（bioelectrical impedance analysis：BIA）は組織に

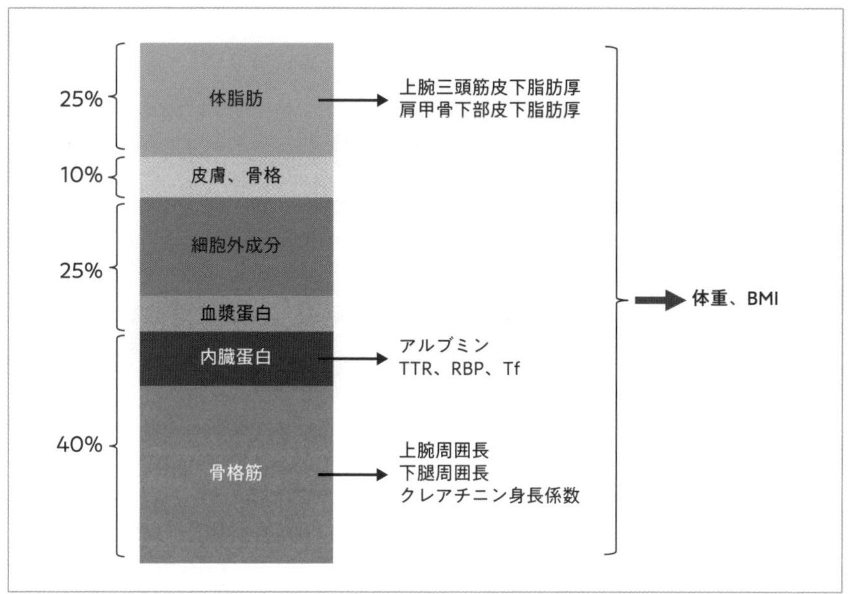

図2 **身体の構成成分と栄養指標**

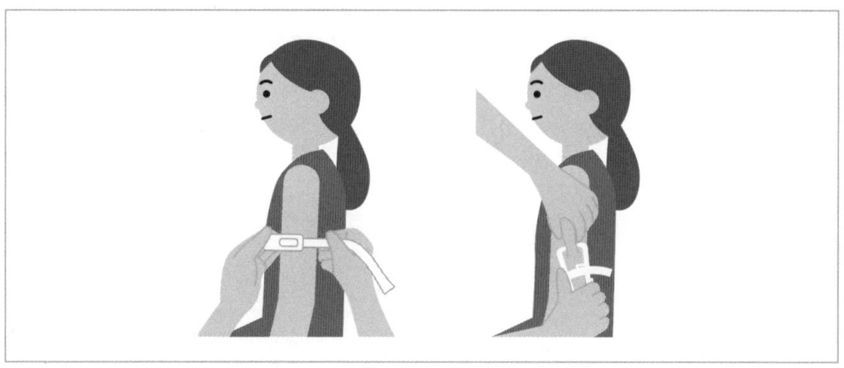

図3 **上腕周囲長と皮下脂肪厚の測定**

電流が流れる際の抵抗の差異から体組成を評価する方法である。BIAでは身体計測では知り得ない体組成の情報がより正確に評価できる。この点で、**より精度の高い栄養アセスメントのためにBIAは有用である**。ただし、BIAは体内金属や胸水・腹水、食事の影響を受けるため、結果の解釈には注意が必要である。

④ 栄養スクリーニングツール

問診や身体計測、検査データを組み合わせた「スクリーニングツール」も数多く開発されている。妥当性が確認されている栄養スクリーニングツールとしてSGA、MNA-SF、MUST、NRS2002、MST、CONUTなどが挙げられる（表1）。

栄養スクリーニングツールは低栄養のリスク患者の抽出のみならず、低栄養の大まかな病態把握、リハビリテーション診療における栄養管理の方針決定やモニタリング、および効果判定に用いることができる。ツールによってスクリーニングの対象者やセッティング、調査項目が大きく異なるため、対象とする患者や使用者によって使い分ける必要がある。

表1 妥当性が検証されている栄養スクリーニングツール一覧

名称	特徴
SGA: Subjective Global Assessment	主観的包括的栄養評価。成人用。
MNA-SF: Mini Nutritional Assessment – Short Form	65歳以上の高齢者向け問診ツール： 体重減少、食事摂取量、歩行能力、急性疾患の影響、認知症やうつの有無、やせ（BMIや下腿周囲長）をスコア化
MUST: Malnutrition Universal Screening Tool	成人全般の問診ツール： 体重減少率、やせ（BMI）、疾患の影響をスコア化
NRS2002: Nutritional Risk Screening 2002	急性期病院向けの問診ツール： 体重減少率、やせ（BMI）、疾患の影響をスコア化
MST: Malnutrition Screening Tool	医療現場で用いられる簡易な問診ツール： 体重減少の有無と程度、食事摂取量をスコア化
CONUT: Controlling Nutritional Status	血液検査の3項目を用いてスコアリング
GNRI: Geriatric Nutritional Risk Index	身長、体重、アルブミン値から算出
PNI: Prognostic Nutritional Index	血液検査を用いて算出。複数のPNIの算出式がある。
NRS: Nutrition Risk Score	小児用栄養スクリーニングツール
PNRS: Pediatric Nutritional Risk Score	小児用栄養スクリーニングツール
STAMP: Screening Tool for the Assessment of Malnutrition in Pediatrics	小児用栄養スクリーニングツール

MNA®-SF（Mini Nutritional Assessment – Short Form）は**簡単な問診と身長、体重あるいは下腿周囲長の測定からスコアリングする方法**である（図4）。低栄養の階層化におけるグレーゾーンとして、低栄養のat risk群が設定されている。深刻な低栄養状態に陥る前に、早期の栄養療法が必要なグループの抽出として意義

A：食事量減少
0＝著しい食事量の減少
1＝中等度の食事量の減少
2＝食事量の減少なし

B：体重減少
0＝3 kg以上の減少
1＝わからない
2＝1〜3 kgの減少
3＝体重減少なし

C：歩行能力
0＝寝たきりまたは車椅子を常時使用
1＝車椅子を離れられるが外出できない
2＝自由に歩いて外出できる

D：急性疾患
0＝あり、2＝なし

E：神経・精神的問題
0＝重度認知症またはうつ状態
1＝中等度の認知症
2＝精神的問題なし

F1：BMI（kg/m^2）
0＝BMIが19未満
1＝BMIが19以上、21未満
2＝BMIが21以上、23未満
3＝BMIが23以上

（BMIが測定困難な場合はF2で代用）
F2：ふくらはぎ周囲長（cm）
0＝31未満
3＝31以上

↓

合計得点
0〜7：低栄養
8〜11：低栄養リスク（at risk）
12〜14：低栄養なし

図4 MNA®-SF

があると思われる。欧米人との体格差を考慮すると、日本人に応用する場合はBMIや下腿周囲長の基準値を修正することも必要である可能性がある。

SGA（Subjective Global Assessment：主観的包括的評価）は栄養サポートチームなどにおいて広く使用されてきたツールである（図5）。**5項目からなる病歴の聴取と4項目からなる身体所見の把握により栄養障害患者を算出する手法であり、栄養状態良好、中等度の栄養障害、高度の栄養障害の3段階に評価する**。採血や特別な機器を必要とせず、誰でもどこでも活用できるのが最大の利点である。熟練した医療者が用いると客観的な指標とも相関し、予後の推測にも有用である。ただし、栄養スクリーニングツールとしては有用であるが、治療効果判定に用いることはできない。

1. 病歴（患者の記録）
a) 体重変化
b) 食物摂取状況の変化
c) 消化器症状
d) ADL
e) 疾患と栄養必要量の関係

2. 身体症状（視診、触診のみ）
a) 皮下脂肪の喪失
b) 筋肉の喪失
c) 浮腫（くるぶし、仙骨部）
d) 腹水

0～3の4段階評価
0：正常、1：少し異常、2：中等度、3：高度

主観的包括評価
A：栄養状態良好
B：中等度の栄養不良
C：高度の栄養障害

図5 SGA

（吉村 芳弘）

コラム08 地域で栄養スクリーニングするにはどうしたらいいですか？

在宅を含む地域医療では、管理栄養士など栄養の専門家が常にいるとは限らない、人手が足らない、病院の検査ができない、時間がない、介護の問題、貧困、認知症、独居、など多くの制限があります。他にもあるかもしれません。栄養スクリーニングを行っても、その後の栄養アセスメントや栄養療法をお願いする専門家へのアクセスが乏しいかもしれません。しかし、高齢者の低栄養は見逃されていることが多く、地域医療でも栄養スクリーニングは必須です。あきらめたらそこで試合終了です。したがって、地域ではこれらの制限がなくとも、どこでも簡単に実施できるような栄養スクリーニングが必要になります。

地域での栄養スクリーニングの対象として高齢者を念頭におくと、サルコペニアの評価は欠かせません。例えば、栄養状態であれば体重やBMIおよびその変化、筋肉量であれば下腿周囲長や上腕周囲長、筋力であれば握力がおすすめです。体重計とメジャーはすぐ準備できると思いますが、握力計の準備にはややハードルが上がるかもしれません。その場合は「握手」をして、主観的な筋力を記録するだけでも十分です（本当は握力計も準備してほしいです）。握手をして、強い、やや強い、普通、やや弱い、弱い、の5段階で主観的評価をするとよいでしょう。握手を通して患者との触れ合いを重ねることで栄養状態の把握ができるなんて、こんなに嬉しいことはありません。

2-2 栄養アセスメント（特にGLIM基準）：世界基準の栄養診断とは

これだけ覚えておこう！

❶ 栄養アセスメントの結果から総合的に評価する

❷ 栄養アセスメントを行ったら早急に栄養計画を実施する

❸ 高齢者の低栄養アセスメントにはGLIM基準を使用する

1 栄養アセスメントとは

栄養アセスメントとは，複数の栄養指標を組み合わせて（身体計測，生化学検査，臨床診査，食事摂取調査、栄養状態に影響する環境要因，心理要因等）総合的に評価・判定することである。栄養スクリーニングにより抽出された低栄養や低栄養リスクのある対象者には、栄養アセスメントの各項目をもとに詳細な問題点の抽出を行い、栄養障害の重症度の評価（軽度、中等度、高度栄養障害）また、栄養障害に陥った原因や解決策を見出すための評価を行う。

栄養アセスメントを行う際の主たる項目を示す（表1）。各項目は、栄養に関する評価判定を行う際の重要項目であり、疾病との関連や現症を示す。栄養アセスメントを実施して数値を埋めてアセスメントシートを作成したことに満足するのではなく、その評価項目をもとに状況に応じた栄養管理の目標と実現可能な行動計画を素早く実施することがより重要である。

身体計測の一番の問題は測定誤差が生じることであり、測定者や機器が原因になる場合が多い。身体計測の基本は身長体重である。身長、体重から算出するBMI体格指数（体重÷身長m÷身長m）にての評価と体重減少率〔=（通常の体重－現在の体重）÷通常の体重×100=体重減少率（%）〕を計算する。BMIにおいては、目標とするBMIの範囲が日本人の食事摂取基準2020[1]にて示されている。上腕周囲長や上腕三頭筋皮下脂肪厚、上腕筋囲周囲の計測も栄養計画[2]へ反映できる。

食事摂取量調査は、発症前の摂取情報を家族から入手しておくと現在の摂取量と比較が可能となる。看護師のカルテ記載の食事摂取量は主食○割・副菜○割で示す場合が多い。管理栄養士が食事摂取量を評価する場合にはエネルギー（kcal），たんぱく質（g）という記載に努めたい。

表1 栄養アセスメントの項目

アセスメント	項目
身体計測	身長、体重、BMI、体重減少率、体脂肪率、除脂肪率、 上腕周囲長　上腕三頭筋皮下脂肪厚、上腕筋囲、下腿周囲長
生化学検査	血液検査、尿検査、免疫学検査 総たんぱく、アルブミン、コレステロール、コリンエステラーゼ、ヘモグロビン、リンパ球数など
臨床審査	主訴、現病歴、既往歴、家族構成、家族歴、職業、一般的観察、身体症状
食事摂取量調査	食事摂取量、栄養補給法、嚥下・咀嚼機能
環境要因	社会的・経済的要因、家庭環境、ADL、病前食習慣、食行動、食事回数、経済面、独居、老老介護、居住状況
心理状態	うつ状態、ストレス、孤独感、あきらめ
その他の項目	浮腫、腹水、腹部膨満、皮膚状態、褥瘡、蒼白、倦怠感、衰弱、味覚異常、便秘、下痢

② 低栄養の新しい診断方法：GLIM基準

2016年「低栄養の世界基準策定」を目的とした欧州・米国・アジア・南米の4学会が策定に参画したワーキンググループが発足し検討を重ね、2018年に欧州臨床栄養代謝学会と米国静脈経腸栄養学会で同時公開した低栄養の国際基準がGlobal Leadership Initiative on Malnutrition（以下GLIM）基準である。

従来の低栄養分類は、マラスムス、クワシオルコルなどの疫学的分類であったが、GLIM基準では、病因がアセスメントされ、炎症の有無を評価する項目から低栄養と炎症に関する病因別4分類に分けられた。2段階で行い、特殊な手技や経験を要しないので臨床現場へ導入しやすいという特徴を持つ。GLIM基準のアルゴリズムを示す（図1）。

GLIMの診断基準では、①スクリーニング、②アセスメント、③診断、④重症度判定の順に行う。第一段階では栄養スクリーニングツール（MNA－SF®、MUST、

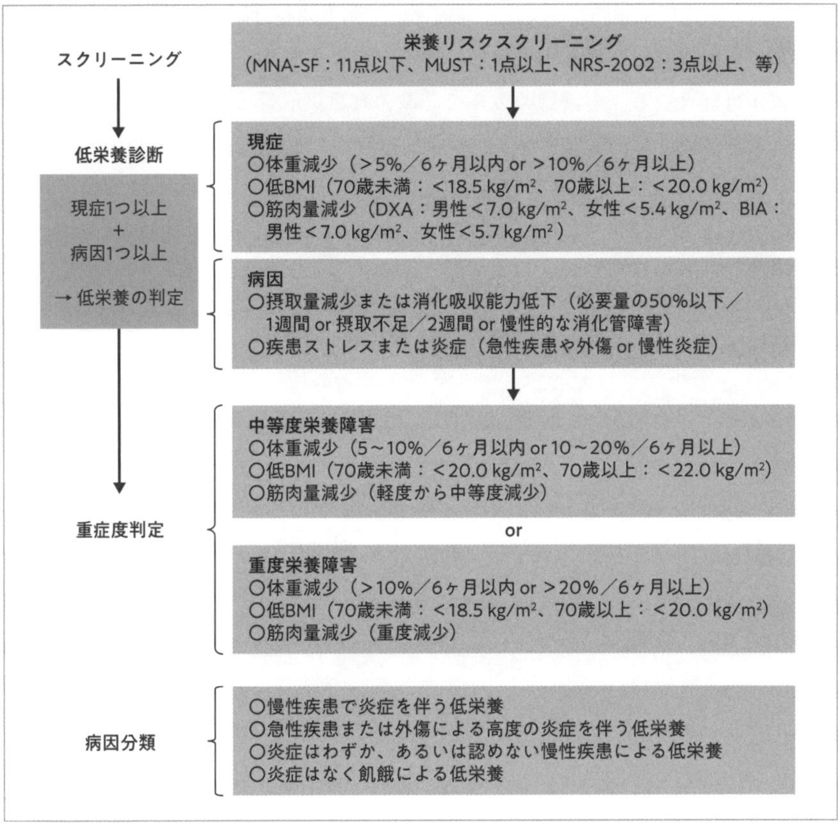

図1 GLIM基準の低栄養診断アルゴリズム（アジア人版）
[3]より

NRS-2002、等）のいずれかを使用して評価する。栄養障害の判定の際、「問題あり」に該当すると第二段階へ進む。

栄養障害診断のためには、現症と病因の2つの診断ツールを行い、この組み合わせで診断と重症度判定を行う。現症は、①意図しない体重減少、②低BMI、③筋肉量減少の3項目のうち1つ以上であり、病因（etiologic）は、①食事摂取量減少/消化吸収能力低下、②疾患による負荷/炎症の関与の2項目のうち1つ以上該当した場合、低栄養と診断される。食事摂取量減少・消化吸収能力低下の項目は、1週間以上エネルギー・必要量50％以下の食事摂取量、2週間以上続く食事摂取量低下、慢性的な食物消化吸収障害（嚥下障害、嘔気、嘔吐、下痢、便秘）である。

疾患による負荷/炎症は、急性疾患や外傷による炎症と慢性疾患による炎症が含まれる。つまり、現症とは、現在の患者の状態を示し、病因とは、病気（低栄養）を成立させる障害因子である。さらに低栄養の重症度判定は、現症の項目A：体重減少、B：低BMI、C：筋肉量低下の項目で評価し、中等度低栄養、重度低栄養に分類する。

介入方法は、低栄養と炎症に関連する病因別に4分類されており、1. 慢性疾患で炎症を伴う低栄養（心不全、腎不全など）2. 急性疾患あるいは外傷による高度の炎症を伴う低栄養（重症感染症、熱傷、頭部外傷など）3. 炎症はわずか、あるいは認めない慢性疾患による低栄養（がん、慢性閉塞性肺疾患、うっ血性心不全、慢性腎臓病など）、4. 炎症はなく飢餓による低栄養となった病因（社会経済的や環境的要因による食糧不足に起因）をもとに解決策を検討していく。GLIM criteriaにおける低栄養診断の実際を示す[3][4]（図1）。

3 栄養アセスメントにもチームアプローチ

患者の生活や栄養に関する事項を一（いち）スタッフが情報収集できる内容は極わずかであり、入院時、聴取する内容は一般的な情報に留まる。その点、担当の看護師やセラピストは、入院中のケアやリハビリの際、いろいろな会話をすることで通常の書式には記載する必要はないが、個人を把握する上では大切な多くの情報を得ている。そのような情報が食事拒否の原因や食欲不振を解決する手がかりになる。したがって栄養アセスメントに関する内容を多職種で共有することは重要である。

文献

[1] 伊藤貞嘉, 他監. 目標とするBMIの範囲. 日本人の食事摂取基準2020　厚生労働省「日本人の食事摂取基準」策定検討会報告書. 第一出版, 2020, PP.60-61.

[2] 宮澤靖. 栄養アセスメント. 現場発！臨床栄養管理　すぐに使える経験知 知らないと怖い落とし穴. 日総研出版, 2010, PP.44-60.

[3] Cederholm T, et al. GLIM criteria for the diagnosis of malnutrition - A consensus report from the global clinical nutrition community. Clin Nutr. 2019; 38: 1-9.

[4] Jensen GL, et al. GLIM Criteria for the Diagnosis of Malnutrition: A Consensus Report From the Global Clinical Nutrition Community. JPEN J Parenter Enteral Nutr. 2019; 43: 32-40.

（嶋津 さゆり）

2-3 栄養プランニング：栄養管理はオーダーメイドで

これだけ覚えておこう！

❶ 栄養アセスメントの結果と栄養管理の目的を踏まえたプランニングを行う

❷ 消化管はできるだけ使用する

❸ 栄養開始時は焦らず控えめな量から。欠乏症や過剰症に注意する

1 栄養プロセス

栄養管理は食事内容の工夫も含めた食事療法、経腸栄養、静脈栄養を駆使して、そのヒトに必要な栄養素を投与することである。栄養スクリーニングやアセスメントをもとに、エネルギー投与量、たんぱく質、炭水化物、脂質などの投与量を決定したら、栄養投与ルートを選択し実際に行っていく。その後はモニタリングを行い、治療効果を確認し計画の修正を行う。この一連の流れを治療効果があるまで繰り返し行う。

2 各栄養素の投与量の決定

栄養プランにより治療効果を得るためには、摂取量の評価や、患者背景、その他の因子を考慮し投与目標を設定すべきである。栄養投与量は全体としてのエネルギー投与量を決定してから、炭水化物、たんぱく質、脂質の三大栄養素を中心にそれぞれ算出する。

エネルギー投与量は患者個々のエネルギー必要量に基づいて決定する（図1）。

簡易法	25～30kcal/kg／日
Longの式	必要エネルギー量＝BEE × 活動係数 × ストレス係数

Harris-Benedictの式　基礎エネルギー消費量（BEE）

男性：66.47＋(13.75×体重kg)＋(5.00×身長cm)－(6.76×年齢)
女性：655.1＋(9.560×体重kg)＋(1.85×身長cm)－(4.68×年齢)

活動係数（AF）		ストレス係数（SF）	
寝たきり	1.0～1.1	低栄養	0.6～0.9
ベッド上安静	1.1～1.2	手術	軽度1.1　中等度1.2　高度1.8
起床	1.2～1.3	多発外傷	1.2～1.3
労働	1.4～1.8	感染症	1.2～1.4
		熱傷	1.2～2.0
		褥瘡	1.2～1.6
		がん・COPD	1.1～1.3
		発熱	1℃上昇　0.2ずつUP（40℃：1.8）

図1 必要エネルギー量の求め方
[1]より

成人のエネルギー必要量は基礎代謝、活動係数、代謝ストレスのニーズなどによって異なる。糖尿病や慢性腎臓病、肝疾患などの疾患がある患者に対しては、各ガイドラインに応じて栄養量の設定を行う。Harris-Benedictの式は高齢者では過大評価される可能性があるので注意する。

炭水化物（糖質）は血糖を維持するだけでなく身体のほとんどの組織でエネルギー源として利用される。**脳のエネルギー源が糖質であることや、ケトーシス防止、体蛋白異化抑制のため、最低でも100 g/日以上の炭水化物の投与を行う**。

一方、炭水化物の過剰摂取には注意が必要であり、5～7 g/kg/日を目安とする[1]。

たんぱく質の必要量はおおまかに最低1.0 g/kg/日とされているが、年齢や疾患、外傷など蛋白異化亢進の程度により必要量は増加する[1]。たんぱく質は筋蛋白の減少を予防するのに不可欠な栄養素であり、サルコペニア予防のためにも十分なたんぱく質の摂取が必要である。たんぱく質の必要量が増加する疾患・病態には、外傷、手術、褥瘡、炎症性腸疾患、熱傷、腹水、肝疾患（肝性脳症を除く）、サルコペニアが含まれる。

逆に、たんぱく質の制限が必要な疾患・病態には急性腎不全、保存期の腎不全などが含まれる（表1）。

表1 たんぱく質の必要量

主な疾患	必要量の目安（g/kg/日）
正常	0.8～1.0
術後	1.0～2.0
腎不全（保存期）	0.6～0.8
肝疾患	1.0～1.3
肝性脳症時	0.5

注意すべきこととして、たんぱく質以外のエネルギーの十分な補給がないと、投与されたたんぱく質はエネルギー基質として利用され体蛋白合成には使用されない。体内で蛋白質を有効に使うためNPC/N比の指標が用いられる（表2）。**平常時のNPC/N比は150～180、高度な侵襲が加わった状態では120～150、透析導入前の腎不全では500～1,000が目安となる**[1]。

表2 NPC/N比の計算方法

$$\text{NPC/N}=\frac{(\text{総エネルギー量})-(\text{たんぱく質によるエネルギー量})}{(\text{たんぱく質重量})\times 0.16}$$

脂質は1gが9kcalと燃焼効率の良いエネルギー源であり、総エネルギー投与量の20～30％を基準とし、代謝合併症の予防のため2g/kgを超えないようにする[1]。COPDやARDSのように換気障害を伴う呼吸器疾患の場合、代謝の過程で発生するCO2産生抑制のため呼吸商（RQ）の低い脂質の割合を30～50％と高く設定すると効果的とされている。また、**静脈栄養の場合は10％程度を基準とし、投与速度は0.1g/kg/時以下とする**[1]。

ビタミンおよび微量元素は欠乏症がなければ『食事摂取基準2020』を基本に必要量を算出する[1]。中心静脈栄養の場合、高糖質投与に伴うビタミンB1欠乏症、長期間投与中のセレン欠乏症に注意が必要になる。低栄養や高齢者、アルコール多飲がある場合は潜在的なビタミンB1欠乏症が予想される。食品扱いの経腸栄養剤では投与量が少ないと必要量を満たさない場合があるため注意する。

水分必要量は加齢とともに体内の水分量が減少するので年齢を考慮する。また、活動量や心不全などの病態に合わせて増減を行う（表3）。

表3 水分必要量の推定

年齢別必要水分量の目安
25～54 歳　35mL/kg/日 55～64 歳　30mL/kg/日 65 歳～　　25mL/kg/日
1 日に必要な水分摂取量
1 日の尿量 + 不感蒸泄 + 排泄量（便やドレーンからの排液）− 代謝水 * 不感蒸泄量 = 15 × BW + 200 {× （体温 − 36.8℃)} *1 日の尿量の目安 = 体重 × 24 時間 * 代謝水 = 13 × 摂取エネルギー量/100　　または 5 × 体重 kg
簡易計算式
体重（kg）× 年齢別必要水分量（mL/kg/日）＝必要水分量（mL/日）

③ 栄養投与ルートの決定プロセス

栄養管理を成功させるために重要なのが栄養投与ルートである。経口摂取が最良の栄養管理法であるが、経口摂取のみで必要な栄養量が確保できない場合は早めに栄養ルートの変更または併用を検討する。どの栄養ルートが本人にとって望ましいかを、疾患や病態、個人や家族の意向、環境要因などを踏まえながら多職種でディスカッションするのが望ましい。

栄養療法の基本は「腸が機能している場合は、腸を使う」である[1]。消化吸収能が十分機能しており、安全に使用可能であれば経管栄養が第一選択である（図2）。経腸栄養には様々な利点がある（表4）。短期間であれば経鼻アクセスが

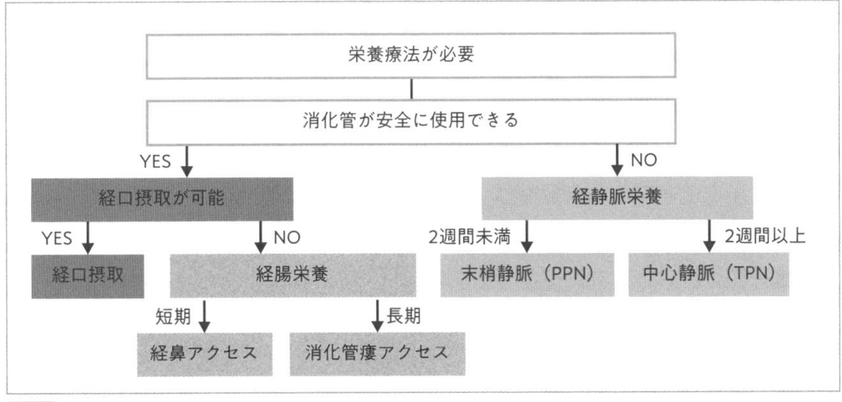

図2 栄養投与ルート

chapter 2 栄養ケアのキホン
2-3 栄養プランニング：栄養管理はオーダーメイドで

表4 経腸栄養の利点

①腸管粘膜の維持、腸管萎縮予防
②免疫能の維持、バクテリアルトランスロケーションの回避
③胆汁うっ滞の回避
④代謝上の合併症が少ない
⑤消化管の生理機能の維持
⑥長期管理が容易、経済的

表5 リフィーデングシンドロームの高リスク者

高リスク患者	高リスク患者
神経性食欲不振症 慢性的な低栄養患者 担癌患者 高齢者 長期間の飢餓 胃バイパス術後 アルコール依存症	下記の基準が1つ以上 • BMIが$16kg/m^2$未満 • 過去3〜6ヶ月で15%以上の意図しない体重減少 • 10日間以上の絶食あるいは摂取量減少 • 食事栄養開始前の低K血症，低P血症，低Mg血症 下記の基準が2つ以上 • BMIが$18.5kg/m^2$未満 • 過去3〜6ヶ月で10%以上の意図しない体重減少 • 5日間以上の絶食あるいは摂取量減少 • アルコール依存の既往、または次の薬剤の使用歴がある ：インスリン、化学療法、制酸薬、利尿剤

[2]より

選択される。嚥下障害や寝たきりなどにて投与期間が4週間以上の長期間になる見込みであれば胃瘻が望ましい。

静脈栄養は腸閉塞や下痢などで消化管機能が低下しており安全に使用できない場合や、静脈からの栄養補給が有利な場合に選択される。2週間未満の短期の場合にはPPN、2週間以上の長期の場合にはTPNの選択が原則である。

④ リフィーディング症候群に注意

慢性的な栄養不良状態（神経性食欲不振症など）が続き、高度の低栄養状態にある患者にいきなり十分量の栄養補給を行うことにより、低リン血症をきたし、脳、心臓、肝臓などの重要臓器へのエネルギー・酸素供給に障害を発生させ、重篤な合併症を引き起こす病態をリフィーディング症候群という[1]。この症状は長期間の飢餓により、脂肪中心だったエネルギー代謝が、栄養投与により急激に炭水化物へと変わるため引き起こされる。

通常、リフィーディング症候群は栄養開始4〜5日後に発症し、心不全、意識障害、肝機能異常、呼吸不全などをきたす。リフィーディング症候群では死亡リスクがあるため常に念頭に置いておく必要がある（表5）。発症が予想される場合は、①10 kcal/kg/日を超えない範囲で栄養投与を開始。4〜7日間かけて目標量まで漸増し、②ビタミンB1（200〜300 mg/日）を補充し、③カリウム、リン、マグネシウム等の電解質、血糖、循環動態のモニタリングと補正を十分に行う、ことが必要である。

文献

[1] 静脈経腸栄養ガイドライン（第3版）. 照林社, 2013.
[2] National Collaborating Center for Acute Care(UK). Nutrition Support for Adults: Oral Nutrition Support. Enteral Tube Feeding and Parenteral Nutrition. London: National Collaborating Center for Acute Care(UK). 2006. PMID: 21309138.

（工藤 舞）

コラム 09 四肢切断の患者の必要エネルギー量はどのように見積もりますか？

四肢切断といっても切断した部分によって体重を占める割合が違います。推定体重は以下のように求めます。

実体重＝現体重×[1− 体重補正（%）[注] ÷100]

[注] 身体各部位の割合（%体重）
頭部7%、胴体43%、上腕3.5%、前腕2.3%、手・指0.8%、大腿11.6%、下腿5.3%、足1.8%

[文献] 望月弘彦. 総論身体計測の方法. 日本静脈経腸栄養学会誌. 2017. 32. 1137-1141.

身体の中で一番大きい筋肉である大腿から切断した場合と、手指の切断とでは切断後の体重変化が大きく違い、栄養設定量も変わってきます。

これらを踏まえて、正直なところ、どのように見積もれば正解なのかはわかりません。InBody※などの体組成計による分析で詳細な体組成が測定可能であれば、算出された骨格筋量などをもとにエネルギー必要量を見積もることができそうです。

ベッドサイドで考えるべきこととして、現在はどのようなADLか？ 生活強度はどのくらいなのか？ 疲労感があるのか？ 体重の変動はどうか？ 内科的な疾患はあるのか？ 肥満かやせか？ 等、いろいろな情報収集を行い、個人に合わせたエネルギー量を見積もり、定期的なモニタリングで計画の修正を行うと良いと思います。

※InBodyの詳細についてはコラム10を参照

2-4 栄養モニタリング・評価：多角的なモニタリングで患者や多職種と信頼関係を

これだけ覚えておこう！

❶ モニタリング・評価はリスク判定によって介入頻度を決める

❷ モニタリングはチームアプローチ、評価は多角的な視点が重要

1 栄養モニタリングとは

栄養モニタリングとは「**計画の妥当性を検証するために、必要な検査や項目を設定して継続して情報や状況を把握すること**」であり、評価とは「モニタリングによって得られた情報や状況を活用して、プランの妥当性を検証し、改善すべき点を修正する活動」をいう[1]。栄養管理計画（Plan）を実践（Do）していく中で、代謝合併症や患者に不利益をもたらしていないか常にモニタリング（See）し、また結果がどうであったかを評価（Check）する過程である。栄養管理計画の短期目標や長期目標に基づき、患者の栄養状態や実践状況に合わせて何度も計画を修正することもある（図1）。

2 栄養モニタリングと評価の頻度

アセスメントで高リスク・中リスク・低リスクの判定を行い、モニタリング・評価の頻度を決める。当院の場合を表1に示す。

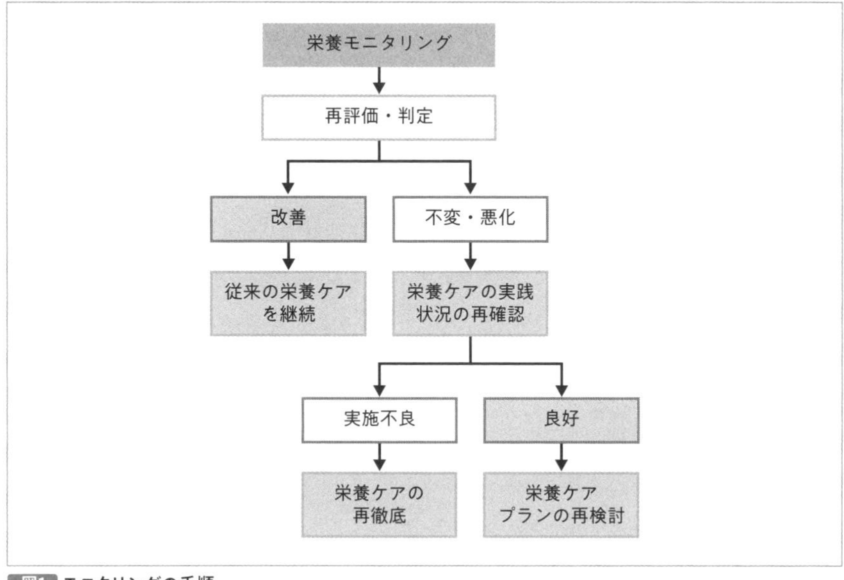

図1 モニタリングの手順

表1 栄養状態別のモニタリング

低リスク（栄養状態良好）：最低 1 回/10 日～2 週間観察、評価 1 回/月
中リスク（At risk～軽度栄養不良）：最低 1 回/3 日観察、評価 1 回/2 週
高リスク（中等度～高度栄養不良）：毎日観察、評価 1 回/週

③ 栄養モニタリングの項目

（表2）

身体状況・計測：身長、体重、ウエスト周囲径、ウエスト・ヒップ比、上腕周囲長（AC）、下腿周囲長（CC）、上腕三頭筋部皮下脂肪厚（TSF）、上腕筋周囲長（AMC）、体脂肪率、浮腫など

生化学・血液検査：血清総蛋白、アルブミン、トランスサイレチン（TTR）、トランスフェリン（Tf）、レチノール結合タンパク（RBP）、コレステロール、コリンエステラーゼ（ChE）、血糖値、尿中クレアチニン、血中ビタミン、ミネラル、末梢血中総リンパ球数、電解質、尿検査、便潜血、窒素平衡、肝・腎機能、フィッシャー比など

表2 モニタリング表の例（低栄養の場合）

〇〇病棟

患者氏名　　　　　　　　　　　　　年齢　　　　性別

主治医　　　　　　　　　　　　　　主病名

食物アレルギー　　　　　　　　　　食形態　　　　　　　　とろみ（有・無）

日付		月　日 (　)	月　日 (　)	月　日 (　)	月　日 (　)	月　日 (　)	月　日 (　)	月　日 (　)
イベント								
身体所見	低栄養リスク	低・中・高	低・中・高	低・中・高	低・中・高	低・中・高	低・中・高	低・中・高
	体重（kg）							
	BMI（kg/㎡）							
	体重変化（kg）							
	浮腫の有無	有・無	有・無	有・無	有・無	有・無	有・無	有・無
	その他身体所見（乾燥等）							
	AC/CC（cm）							
	TSF（cm）							
	リハビリ介入	PT OT ST	PT OT ST	PT OT ST	PT OT ST	PT OT ST	PT OT ST	PT OT ST
	右握力（kg）							
	左握力（kg）							
栄養	食事摂取状況（kcal）							
	補食摂取状況（kcal）							
	経腸栄養（内容/kcal/mL）							
	輸液（kcal/mL）							
	総摂取エネルギー量（kcal）							
	総摂取タンパク量（g）							
	NPC/N 比							
水分	IN（mL）							
	OUT（mL）							
	バランス（±mL）							
薬剤	内服薬							
検査	特記すべき血液データ							
コメント	特記事項							
評価・判定	問題点							
	判定	改善	改善	改善	改善	改善	改善	改善
		不変	不変	不変	不変	不変	不変	不変
		悪化	悪化	悪化	悪化	悪化	悪化	悪化

生活状況：バイタルサイン、食事摂取量、飲水量、排尿・排便状況（性状の観察）、消化器症状、運動・リハビリ状況、服薬状況、合併症の有無など

④ 栄養モニタリングは多職種協働で

モニタリング中は、当初計画した栄養管理で浮腫や脱水、消化器症状、代謝合併症が生じていないかなど、考えられるリスクを予防するための知識や推察力、行動力が求められる。そのため、**モニタリングはカルテ上だけでなく患者の状態をベッドサイドや病棟、リハビリテーション室などで実際に目視し実施することが重要である**。患者本人の声に耳を傾けながら全身状態を観察し、医師や看護師、介護士、セラピスト、薬剤師、ケアマネジャーなど他職種からの情報も取り忘れず多角的に観察することが重要である。

モニタリング項目の中で、**食事場面観察は栄養・食事療法を行う身として特に重要であり、摂取量、食形態・食嗜好の適合性、嚥下状態、介助方法、疲労感、食思や精神状態を確認する場でもあるため毎日行う**。患者に寄り添い、時には患者家族とコンタクトを取り情報を仕入れ食事計画に反映させる。

適宜多職種でカンファレンスを行い、本当に患者に合ったプランなのか？　医療者の独りよがりでないか、患者本人・家族の思いと医療者の考えにズレやギャップがないか等の確認が必要である。また、入院中のことだけを考えるのではなく、自宅や転院先でも継続できるような栄養計画であるかも重要である。継続できない栄養計画は一時しのぎにしかならない。モニタリングしながら先を見越した栄養管理計画に修正させていくスキルや多職種と協議するスキルが求められる。

⑤ アセスメントと軌道修正、フィードバック

モニタリングでみられた経時的変化が、順調であるのか、または計画の軌道修正や方向転換が必要なのか評価する。モニタリング項目にどのような変化があったか、うまくいかなかった際には患者に不利益は生じなかったか、何が問題であったのかを検討する。

結果を考察する際は、本当に実施した栄養管理計画がもたらした結果であるのか、または疾患や内服薬など他の因子による影響でないかの見極めが必要である。

最終評価の際は設定した検査や項目が改善したのか、悪化したのか、不変なのか評価する。改善した要因は何であったのか、不変・悪化の原因は何であったのか、他にはどんな方法が考えられたのか、いつ、どうすればよかったのかを検討する。患者から学ばせてもらったことを無駄にせず、自身の糧として次へつなげ、患者によりよい栄養管理が提供できるよう振り返る過程は大切である。

また、患者にも結果をフィードバックする。患者の思いをヒアリングし、改善した点や今後改善すべき点を説明しながら栄養ケアを実施することで患者の自己効力感を引き出し、信頼関係が生まれる。

文献

[1] 本田佳子編. 新臨床栄養学　栄養ケアマネジメント. 医歯薬出版 2011.

（上野 いずみ）

コラム10 筋肉量を正確に測る方法にはどのようなものがありますか？

BIA法（生体電気インピーダンス法）を利用した家庭用体組成計が一番身近で手軽に測定できるツールです。医療の場などでより正確なデータを求めるのであればInBodyシリーズ（株式会社インボディ・ジャパン）などがあります。

InBodyシリーズは、部位別直接インピーダンス測定や多周波数測定、８点接触型電極と統計補正を排除した高度な技術をもつ体組成計です。体水分、タンパク質、ミネラル、体脂肪などを分子レベルで分析し、各成分の関係から筋肉・体細胞など人体組織の重量を求めることが可能で研究、医療、自治体など多くの場で活用されています。

当院ではInBody S10を導入しております。InBody S10は立位のほか座位、仰臥位でも測定可能で脳卒中後などで立位が保てない患者様にも活用できるので、筋肉量の経時的モニタリングを行いながらリハビリテーションや栄養療法のタイムリーなアプローチが可能となっております。

ただし、InBodyは他のBIA法を利用した体組成計と同じく心臓ペースメーカーなどの植え込み型医療機器を装着している人には禁忌となります。また、食後は2時間空ける必要があります。

［参考］INBODY公式サイト（HTTPS://WWW.INBODY.CO.JP）より

2-5 栄養評価に必要な臨床検査：データを駆使して栄養管理に強くなろう

これだけ覚えておこう！

❶ 栄養評価は1つの項目だけで判断せず、全身状態を見ることが大切

❷ 脱水状態や炎症状態も同時に確認

1 栄養指標となる臨床検査

アルブミン（Alb）

アルブミンは肝臓で作られる蛋白質の一種で、総蛋白の約60％を占めている[1]。主な働きは、栄養素や代謝産物の運搬・浸透圧の維持などで、栄養評価の指標のひとつとなっている。しかし、アルブミンは**低栄養以外でも様々な因子により影響を受けやすいため、他の検査と比較して評価していく必要がある**。また、半減期が長いため急性期の判定には適さず、長期の栄養管理マーカーとして適している（表1）。

表1 栄養評価の指標

	アルブミン	RTP		
		トランスサイレチン	レチノール結合蛋白	トランスフェリン
半減期	21日	1.9日	0.5日	7日
基準値	4.1～5.1g/dL	22～40mg/dL	2.5～7.0mg/dL	200～320mg/dL
軽度栄養障害	3.1～3.4g/dL	11～19mg/dL		151～199mg/dL
中等度栄養障害	2.1～3.0g/dL	6～10mg/dL		101～150mg/dL
高度栄養障害	2.0g/dL以下	5mg/dL以下		100mg/dL以下

[1]より

低下：低栄養、ネフローゼ症候群、熱傷、出血、消化吸収障害、肝障害、甲状腺機能亢進症、炎症性疾患など

高値：脱水など

Rapid turnover protein（RTP）

アルブミンと同様に肝臓で合成される蛋白質で、血中の半減期が短く代謝も早いので短期間の栄養指標に用いられる[1]。ただし、**脱水や細胞外液増加による希釈、炎症などの影響を受けやすい**ので注意が必要である。RTPには主に下記の3項目がある（表1）。

1）トランスサイレチン（TTR）

肝臓で生成される血清蛋白のひとつで、プレアルブミンとも呼ばれる。甲状腺ホルモンのサイロキシンおよびレチノール蛋白を結合し血液中を輸送する。半減期は2日と短く、短期の栄養状態の指標となる。血清トランスサイレチンは、低栄養、肝硬変などにおける合成能低下や感染症における負の急性期反応として低下する。

低値：低栄養、重症肝障害、感染症、重症腫瘍、妊娠

高値：腎不全、ネフローゼ症候群、甲状腺機能亢進症

2）レチノール結合蛋白（RBP）

レチノール（ビタミンA）と結合して血中を運搬する蛋白であり、肝で合成された後トランスサイレチンと1:1結合し血中に分泌される。血中半減期が12時間と短く、ごく短期の蛋白栄養状態の指標として有用である。術前の栄養状態の把握や肝胆道疾患や腎疾患の病態把握にも用いられる。

低値：ビタミンA欠乏症、肝障害、閉塞性黄疸、甲状腺機能亢進症、感染症、低栄養

高値：腎不全、脂肪肝、高脂血症

3）トランスフェリン（Tf）

肝臓で合成される糖蛋白で、血清鉄のキャリア蛋白としてヘモグロビンの合成や鉄代謝に関与する。血中半減期が7日と短く比較的短期の栄養状態の指標とな

る。鉄欠乏で増加するなど、鉄代謝の影響が大きい。

低値：低栄養、ネフローゼ症候群、無トランスフェリン血症、再生不良性貧血、感染症、溶血性貧血、悪性腫瘍、炎症、肝疾患

高値：鉄欠乏性貧血、妊娠

アルブミンとRTPを組み合わせた評価

アルブミンとRTPを同時に測定することにより、栄養状態を動的に評価することが可能となる。アルブミンもRTPも正常であれば、栄養状態は良好。アルブミンが正常でもRTPが低値であれば、今後栄養状態が悪化する可能性が高い。アルブミンが低値でもRTPが高ければ栄養状態は回復傾向にあり、アルブミンもRTPも低ければ積極的に栄養介入を行う必要がある。

総蛋白（TP）

血清総蛋白は血清中の6〜8％を占め、変動する要因としては蛋白の合成、分解、体外喪失が挙げられるが、ほとんどの場合、総蛋白の増加はγ-グロブリンの増加を反映し、減少はアルブミンの低下を反映している。栄養不良では低値となる。

総コレステロール（T-Cho）

血中のコレステロール濃度は、肝および腸管におけるコレステロールの生成、吸収や血中リポ蛋白代謝と密接に関係し、その測定は体内脂質代謝異常の指標として重要なものである。長期的な栄養障害、重症肝障害では低値になる。

総リンパ球数（TLC）

リンパ球は白血球細胞として、病原細菌やウイルスから生体を防御する働きを行っている。栄養不足になると免疫組織の萎縮や末梢リンパ球数が減少し、免疫機能の低下に影響を与える。それゆえ、総リンパ球数は免疫機能や栄養状態の指標として有用である。栄養状態以外にも感染症、ストレス、がん、術後、ステロイド投与など多くの因子に影響を受けるので注意が必要である。

総リンパ球数はTLC（mm^3）＝白血球数×TLC％／100　の計算式より求められる。

〔栄養障害〕軽度：1,200～2,000 /mm^3、中等度：800～1,200 /mm^3、高度：800 /mm^3 未満

CONUT法

血清アルブミン値（タンパク代謝）、総リンパ球数（免疫能）、総コレステロール値（脂質代謝）をスコア化し、栄養状態を評価するものである。栄養不良レベルを正常、軽度異常、中等度異常、高度異常の4段階に分け、スコアが高いほど栄養不良は重症化している（表2）。

表2 CONUT法

アルブミン（g/dL） スコア①	≧3.5 0	3.00～3.49 2	2.50～2.99 4	<2.50 6
総リンパ球数（/μL） スコア②	≧1600 0	1200～1599 1	800～1199 2	<800 3
総コレステロール（mg/dL） スコア③	≧180 0	140～179 1	100～139 2	<100 3
栄養レベル CONUT 値（①＋②＋③）	正常 0～1	軽度異常 2～4	中等度異常 5～8	高度異常 9～12

予後推定栄養指数（PNI）

術後合併症の評価ツールで小野寺のPNIは血清アルブミン値と総リンパ球数のみで判定ができるため広く用いられている。

小野寺のPNI：血清 Alb（g/dL）×10＋TLC（/mm^3）×0.005

〔判定〕PNI≦40 切除・吻合禁忌

コリンエステラーゼ（ChE）

コリンエステラーゼは肝で生成される酵素で、肝での蛋白合成能を反映し、肝細胞機能を評価するマーカーのひとつとして使用されている。肝硬変などの肝機能障害では血清アルブミン値とほぼ平行して低下するので、肝予備能の評価に有用である。血清アルブミン値の低下にかかわらず血清コリンエステラーゼ値が正常か高値を示す場合は、ネフローゼ症候群のような蛋白が濾出する病態を考える。栄養不良では低値となる。

ヘモグロビン（Hb）

ヘモグロビンは骨髄で合成され、各組織に酸素を供給し、肺における酸素と二酸化炭素のガス交換や血液のPH維持を行っている。ヘモグロビンおよびMCV（平均赤血球容積）が低い場合を小球性貧血といい、鉄欠乏性貧血が原因であることが多い。また、ヘモグロビンが低くMCVが高い場合を大球性貧血といい、ビタミンB12や葉酸が欠乏している可能性も考えられる。ヘモグロビン値は7～9 g/dLで中等度、7 g/dL未満で高度の低栄養状態とされる。

ビタミンB1

ビタミンは微量で体の機能を調整する働きをするが、体内でつくることができず、食事より摂取しなければならない。ビタミンB1が不足すると、糖質をエネルギーに変えることができず、疲れやすく感染症にもかかりやすい。中心静脈栄養、末梢静脈栄養の際にもビタミンB1は欠乏しやすくなるので注意が必要である。

尿中クレアチニン（CRE）

クレアチニンは骨格筋に含まれており、一部が代謝されてクレアチニンとなり腎臓での再吸収を受けることなく尿中に排泄される。このため24時間の尿中クレアチニン排泄量を測定することで筋肉量を知ることができる。筋肉量は体型により異なるため、身長で補正したクレアチニン－身長係数や標準体重あたりのクレアチニン排泄量（男性23 mg/kg、女性18 mg/kg）との比率が用いられる。標準体重あたりのクレアチニン排泄量は、80％以下で中等度、60％以下で重症の低栄養状態とされる。

② 栄養指標と同時に確認すべき臨床検査

C-反応性蛋白（CRP）

CRPは肺炎球菌の一成分であるC多糖体と沈降反応を起こす血清蛋白で、肝臓で生成される。**炎症が起こるとCRPが増加し蛋白を消耗する**ため、アルブミンやRTPの低下が低栄養によるものか、炎症によるものかを鑑別するのにCRP測定が有用である[1]。

文献

[1] 日本静脈経腸栄養学会編．静脈経腸栄養ガイドライン　第3版．照林社，2013.

（下津 衣美）

コラム 11

アルブミンは栄養指標ではないのですか？

実際の臨床例を考えると答えがイメージできます。例えば、熱中症などの重度の脱水症では高アルブミン血症になりますし、蜂窩織炎や膀胱炎などの炎症状態では低アルブミン血症となります。この関係は栄養状態とは無関係です。これが問いに対する答えです。

アルブミンは肝細胞でつくられるため、肝機能が低下すると肝臓のアルブミンをつくる能力が低下し、血液中のアルブミン値が低下します。また、腎不全やネフローゼ症候群、広範囲熱傷等による腎臓や体表面からのアルブミン漏出、胸水や腹水貯留による体内へのアルブミン貯留が起こると、血清アルブミン値が低下します。

体に炎症が起こると、炎症部分でアルブミンの消費増大が起こり、血清アルブミン値が低下しますので、同時にCRPを測定し疾患による影響を考慮します。

血清アルブミン値は体内水分量の影響を受けやすいため、脱水・浮腫など体内水分保有量の状態は栄養評価する際に把握しておかなければなりません。また、アルブミン製剤が投与されている場合は、血清アルブミン値が正常域に保たれていても、必ずしも栄養状態を反映するものではありません。

このコラムの読者は、低アルブミン血症だから低栄養、なんて単純化しないようにしましょう。

chapter 3
栄養アクセスのキホン

3-1 栄養アクセスの選択：使えるルートは３つだけ

これだけ覚えておこう！

❶ 経口摂取は最も生理的な栄養アクセス

❷ "If the gut works, use it（腸管が使用可能なら使用しよう）"

❸ 病態やセッティング、全身状態に応じて栄養アクセスを併用する

① 栄養アクセスの種類

ヒトは性別や年齢・骨格筋量・活動量・侵襲の程度等によって、必要栄養量を設定する。必要栄養量程度の栄養摂取・栄養補給を行い、生命を維持している。大半の人は、口から食事として栄養を体内に取り入れる。しかし、病状や身体状況によっては、口以外からの栄養アクセスを検討する必要がある。

栄養アクセスは大別して、①経口摂取、②経腸栄養（経鼻経腸栄養、胃・小腸瘻）、③静脈栄養（末梢静脈栄養・中心静脈栄養）の３つが挙げられる。この3種類はそれぞれが単独で使用するのみではなく、患者の病状や全身状態に合わせて適切な栄養アクセスを選択し、場合によっては組み合わせながら、設定必要栄養量を充足させる。

ほとんどの場合、これらの栄養アクセスを組み合わせて実施する。経口摂取だけでは必要栄養量を充足できない場合に、経腸栄養や静脈栄養を併用する。そして、病状や全身状態を確認しながら、その時期に一番適した栄養アクセスを検討していく。病状は常に変化をするため、栄養アクセスを併用しているときはモニタリングをこまめに実施する（図1）[1]。

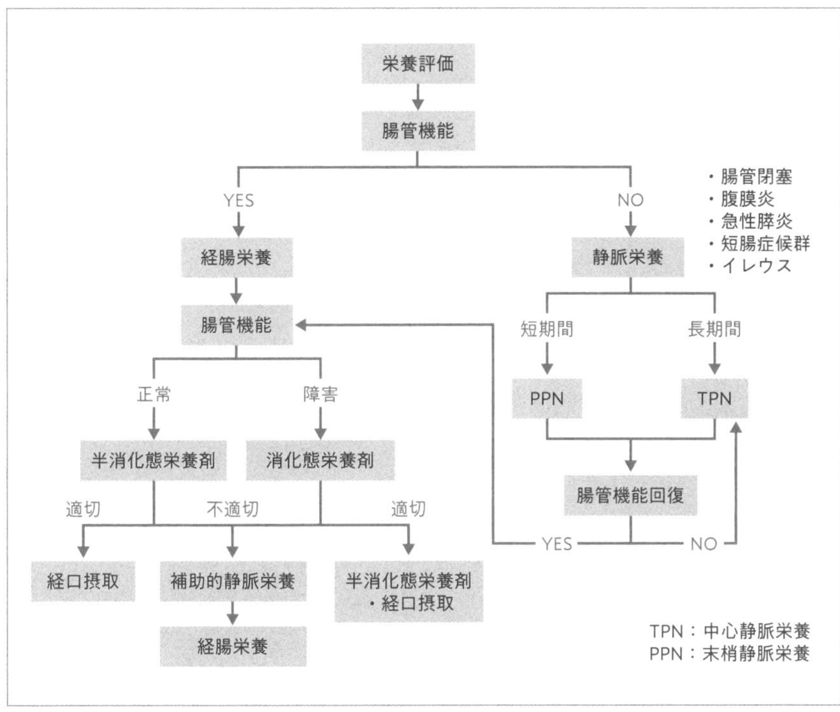

図1 栄養療法のdecision tree

経口摂取

生理的に一番自然な栄養摂取方法は「経口摂取」である。**ヒトが口から食事を摂ることは多くの意味を持っており、栄養アクセスの第一候補となる**（表1）[2]。栄養を口から摂取するためには、覚醒レベル・認知・呼吸状態・嚥下機能や腸管機能等でいくつかの条件があり、その条件が揃わないと経口摂取は不可能である。

例えば、「意識レベル」の確認である。食事を認識して初めて、食行動が起こる。意識がなく、寝たきりの方は誤嚥や窒息の危険性があり、経口摂取はできない。認知症の方の中には、食事を認知できなかったり、食事拒否の出現があったりする。その場合も口からの食事摂取が困難となり、腸管は使用できても経口摂取ができない。ただし、食事介助で食事の認識と摂食・嚥下等可能であれば、経口摂取を優先する。

表1　人間にとって「口から食べる」意義

身体的側面	● 生命活動に必要なエネルギーの供給 ● 口腔の自浄作用 ● 口腔・顔面周囲筋群・関節など機能低下予防と増強 ● 呼吸運動の改善 ● 脳への刺激 ● 感覚刺激 ● 随意運動の獲得 ● 目・口・手・呼吸などの協調運動 ● 体力や気力のパワーアップ ● 疾病・身体機能の改善 ● ADL・IADL の拡大
心理・社会的側面	● 本能に基づく行動からの社会的活動への発展 ● コミュニケーションの拡充 ● 食べる楽しみ ● 精神活動の活性化 ● 満足感や充実感 ● 実質的 QOL の向上 ● 生きる元気の源 ● 生活意欲や自己実現

経腸栄養

経口摂取は困難だが、腸を使用できる場合に選択する（表2）[1]。腸管の使用は、静脈栄養よりも侵襲や感染のリスクも低い。**“If the gut works, use it（腸管が使用可能なら使用しよう）”**と言われるように、免疫機能の維持、感染症の減少、入院日数の短縮などの効果が挙げられている[2]。また、経腸栄養は消化管粘膜の萎縮を抑えて粘膜バリアー機能や消化管機能の維持に役立つことが示されており[2]、積極的に使用することが望ましい。

経腸栄養投与には、「経鼻胃管」と内視鏡などを用いて胃や腸に留置する「胃瘻」「空腸瘻」などがある（図2）[1]。

表2 経腸栄養施行のガイドライン

1. 日常治療の一部として行う場合
1）経口摂取不可能な protein-calorie malnutrition（5 日以上、体重 10%喪失またはアルブミン＜3.5g/dL）
2）7〜10 日間にわたる栄養必要量の 50%以下の経口摂取
3）嚥下困難
4）重症熱傷
5）小腸大量切除（50〜90%切除）
6）消化管瘻（low output、排液量＜500ml/日）
2. 通常、役に立つことが期待できる場合
1）重症外傷（7〜10 日間の経口摂取不能、消化管機能正常）
2）放射線治療
3）化学療法
4）肝不全
3. 十分な価値が認められない場合
1）強力な抗腫瘍化学療法
2）術直後ないしストレス後（1 週間以内に経口摂取が可能）
3）急性腸炎
4）短腸症候群（残存小腸＜10%）
4. 施行すべきでない場合
1）機械的完全腸閉塞
2）腸管麻痺
3）重症下痢
4）消化管瘻（high output、排液量＞500ml/日）
5）重症急性膵炎
6）ショック
7）本人・後見人が希望していないとき
8）強力な栄養管理でも予後不良な場合

[1]より

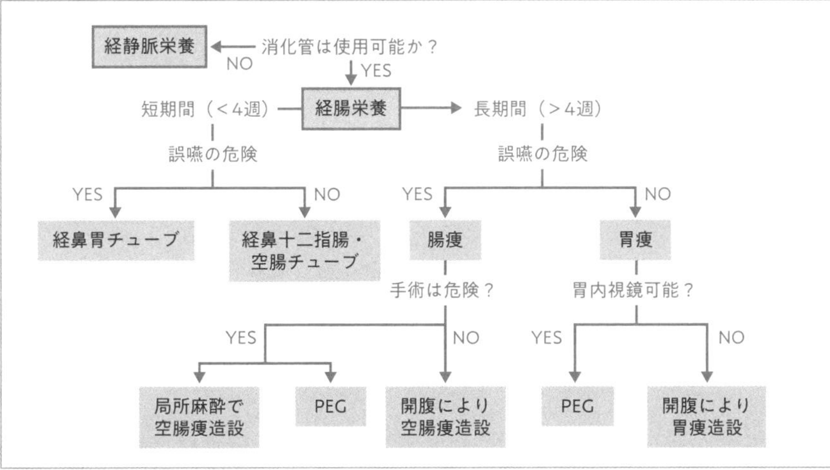

図2 経腸栄養投与経路の選択

経鼻胃管

経鼻による投与の場合は、逆流を防ぐためにチューブの先端を胃や空腸に留置されたことを確認した後、栄養剤の投与を開始する。胃瘻や空腸瘻に比べ開始時に侵襲がなく、抜去後も傷痕は残りにくい。**比較的短期間（概ね４週間以内）の投与や高齢者で選択されている**。

経鼻胃管は咽頭・食道を通している。嚥下機能にも影響を与えるため、経口摂取訓練と併用するときは、チューブの直径にも配慮をする。

胃瘻

胃瘻は、長期的に経腸栄養剤の投与が必要だと判断された場合に選択される。腹壁から胃内へ直接栄養チューブを留置することで、栄養剤の投与ができる。カテーテルの種類に応じて、一定期間での交換が必要となる。経鼻胃管より径の大きなカテーテルの使用ができるため、加圧バッグ等を使用して半固形化栄養剤の投与も容易である。

経口摂取訓練との併用で、胃瘻増設をすることがある。完全に経口摂取へ移行した場合でも、水分摂取目的や病状の変化に合わせて再活用する可能性がある場合は、抜去せずに管理を継続するケースもある。

空腸瘻

何らかの理由により、胃瘻を造設できない場合に選択される。多くは、開腹手術を行ったとき、一緒に造設される。腸瘻に使用するチューブは胃瘻よりも細いため、つまりが起こりやすい。空腸は胃のように栄養剤を貯留するスペースもないため、投与速度をより遅くして逆流や下痢を予防する必要がある。

静脈栄養

静脈栄養は末梢静脈栄養（PPN：peripheral parenteral nutrition）と中心静脈栄養（TPN：total parenteral nutrition）と2種類ある。PPNは、２週間以内の比較的短期間の栄養管理に用いられる。TPNは消化管機能障害患者などの腸管機能を使用できないときや、高齢者の末梢ルート確保が困難な場合に用いる。その他の適応は明確ではないが、カテーテル敗血症や重篤な合併症の危険性があり、慎重に選択する必要がある。投与栄養量が1,200 kcal/日程度を超える場合は、TPNを選択するのが望ましい。

② 経腸栄養剤

経腸栄養で使用される栄養剤は、成分の違いや対象疾病、製剤の形状（粉末、液体、半固形状）や濃度など様々種類が存在しているため、使い分けを行う。患者の消化管の状態を想像し、病状に適した栄養剤の選択が治療には必要である。

経腸栄養剤の種類

主に窒素源によって3つに大別されている。窒素源がアミノ酸の成分栄養剤、ペプチドが主な窒素源となる消化態栄養剤、窒素源がタンパク質の半消化態栄養剤である。これらは、病態や消化管機能によって使い分けを行う。

病態を考慮した栄養剤の選択

経腸栄養剤も経口摂取と同様に治療食が必要である。血糖コントロール目的のものや水分コントロールを行いやすいもの、特定の栄養素を調整したもの等多岐にわたる。

例えば、耐糖能異常症の栄養剤は各社から発売されている。脂質を多くすることで糖質を抑えたものや、糖質の吸収を緩やかにする作用のあるもの等、使用目的は同じでも商品によって原理や患者に与える影響は異なる。自施設の病態別経腸栄養剤は組成理解しておく必要がある。

③ 栄養アクセスの選択

前述したように、特に治療の段階で、栄養アクセスは単独で使用するだけでなく、併用することが多い。最終的に栄養アクセスは1つになるのが望ましい。栄養アクセスの検討を多職種で実施し、疾病の治療効果を上げる基礎づくりをしてほしい。

文献

[1] 日本臨床栄養代謝学会編. JsPENテキストブック. 南江堂, 2021, pp.218-224.
[2] 小山珠美, 他監. 実践で身につく！摂食・嚥下障害へのアプローチ　急性期から「食べたい」を支えるケアと技術. 学研メディカル秀潤社, 2012, p.2.

（福島 宏美）

コラム12 経腸栄養ポンプはどのような患者に用いますか？

経腸栄養ポンプは、輸液ポンプと同様に、経腸栄養剤の投与速度をコントロールする目的で使用します。

経腸栄養ポンプを使用する利点は、①投与量の管理がしやすい、②投与速度を細かく調整できる、③栄養剤の濃度・粘度に影響を受けない、などが挙げられます。経腸栄養の投与方法は、①持続投与、②周期的投与、③間歇的投与と3つあります。消化管機能が低下している経腸栄養患者にとって、逆流等による誤嚥性肺炎の発症や下痢は低栄養を引き起こす原因となります。また、絶食や侵襲によって腸粘膜が疲弊しているところへの高濃度の栄養投与も、下痢を誘発します。そこで、経腸栄養ポンプを用いて栄養投与を行っていきます。

自然滴下法では、滴下筒内に落ちてくる栄養剤の滴下数で速度を確認し、100～200 mL/時になるように調整を行います。それよりもゆっくり投与する場合に経腸ポンプの使用を検討しましょう。周期的投与や間歇的投与は持続投与に比べると、持続投与は投与速度を遅くしたり、少量ずつ・規則的に投与を継続したりできます。そのおかげで、ゆっくりと消化・吸収し、下痢の発生を抑える可能性があります。

私の経験では、栄養剤が1.5 kcal/mL以上の高濃度の栄養剤を持続投与するときによく使用します。看護師に尋ねると、粘度が高く、自然滴下では投与できないということでした。現場の声を聴きながら、上手に経腸ポンプを使いましょう。

3-2 経腸栄養：腸が動いていれば積極的に腸を使おう

これだけ覚えておこう！

❶ 腸管は免疫機能に大きく関与する

❷ 腸管が動いているなら経腸栄養を選択すべし

❸ 経腸栄養関連合併症に注意しよう

① 経腸栄養とは

栄養管理は、静脈栄養と経腸栄養に大別され、消化管の機能があり、消化管を安全に使用できる場合は、生理的な投与経路である経腸栄養が第一選択となる。経腸栄養とは、経腸栄養（EN=Enteral Nutrition）は、カラダに必要な糖質、タンパク質、脂質、電解質、ビタミンおよび微量元素などを経腸的に投与する方法で、栄養素を口から補給する「経口法」と、チューブを用いて投与する「経管栄養法」がある。

② 栄養法の選択基準

経口的な栄養摂取が不可能な場合、あるいは経口摂取のみでは必要な栄養量が投与できない場合には、経管栄養を選択する。**急性期治療に伴う消化吸収能、病態に応じた栄養組成調整により栄養剤の選択、速度および量など調整が必要**である。また、経腸栄養を継続する期間により投与経路の選択が必要な場合がある（図1）[1]。

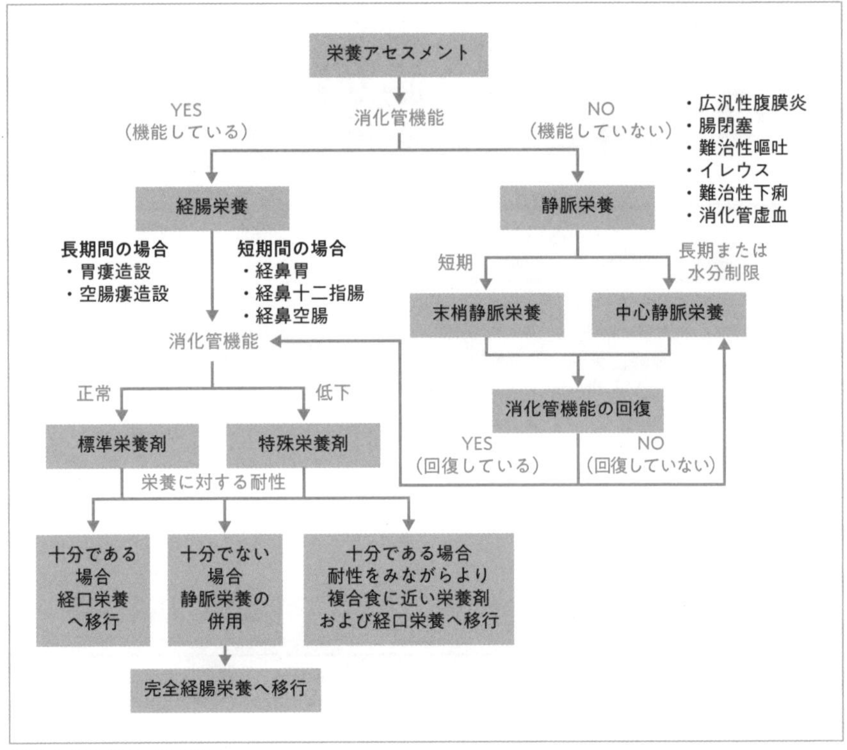

図1 経腸栄養の選択基準

[1]より

3 経腸栄養の特徴

1）カラダの消化・吸収能を利用する生理的な投与方法

2）高エネルギー投与が可能で、施行・維持管理が比較的容易

3）代謝上の合併症が少ない

4）腸管の機能を保ち、バクテリアルトランスロケーション発生を抑制する

5）経済的である

以上のような経腸栄養の特徴がある。**長期間消化管を使用しないと、消化管の粘膜が萎縮し、粘膜防御機能の破綻やバクテリアルトランスロケーションの惹起、免疫能低下による感染症合併症の増加につながる可能性**がある。腸管粘膜は絶食により数日で著明な萎縮に陥り、修復には1～2週間かかるので、腸が動いていれば積極

的に使用するべきである。そして、最終的には経口摂取を目指すべきである。

4 経腸栄養の禁忌

経腸栄養は消化管を使用する栄養法であり、**腸管の消化吸収機能が極端に低下し、機能していない場合にはもちろん使用できない**。治療効果が期待できない場合としては、がん化学療法による腸管障害が強いときや、急性胃腸炎、がん終末期予後不良例、残存小腸 30 cm 以下の短腸症候群などが挙げられる。誤嚥性肺炎に結びつくような病態や多臓器不全で厳重な呼吸器管理や電解質・水分管理が必要な場合には静脈栄養が選択される。

5 経腸栄養の種類

経腸栄養剤の基本的分類は、**経腸栄養剤は天然食品を原料とした天然濃厚流動食と、天然食品を人工的に処理もしくは合成した人工濃厚流動食に分けられる**（表1）。大きな違いはたんぱく源、窒素源である。また、人工濃厚流動食は、窒素源の違いによって、半消化態栄養剤、消化態栄養剤、成分栄養剤に分類される。半消化態栄養剤は、窒素源がたんぱく質であり、消化の過程が必要であり、消化態栄養剤はアミノ酸と低分子のペプチド（ジないしはトリ）を窒素源とし、消化の過程を必要とせずに吸収される。成分栄養剤は窒素源がアミノ酸の栄養剤で消化の過程が必要ではない。半消化態、消化態栄養剤では窒素源の違いはあるが、糖質や脂肪の素材は同様で、消化態栄養剤の糖質や脂肪が半消化態栄養剤よりも吸収されやすいということはない。

医薬品の経腸栄養剤は、医師の処方が必要であり保険適応となり、濃厚流動食品は入院中食事として提供される。

表1 経腸栄養剤の種類と特徴

		成分栄養剤	消化態栄養剤	半消化態栄養剤
組成	窒素源	アミノ酸	アミノ酸、ペプチド	タンパク質
	糖質	デキストリン	デキストリン	デキストリン
	脂質	きわめて少ない 1～2％	25％	20～30％程度
繊維成分		−	−	±
味・香り		不良	不良	比較的良好
消化		一部不要	一部不要	必要
残渣（ざんさ）		きわめて少ない	きわめて少ない	あり
浸透圧		高い	高い	比較的低い

6 経腸栄養経路（アクセス）

経腸栄養経路には、経鼻アクセス、消化管瘻アクセス〔胃瘻、空腸瘻、PTEG＝(経皮経食道胃管挿入術)〕がある。経管栄養用カテーテル先端は胃または幽門後(十二指腸、空腸）に留置する。留置期間が短期間の場合には経鼻アクセス、長期期間の場合には、消化管瘻アクセス（胃瘻、空腸瘻、PTEG）の検討を行う。第一選択は簡便かつ生理的な胃アクセスを選択する。胃の貯留能・排泄能の問題や誤嚥、胃食道逆流のリスクがある場合には空腸アクセスを考慮する。

間歇的口腔食道経管栄養法（intermittent oro-esophageal tube feeding）は、OE法と呼ばれる。口からチューブを挿入し、食道まで達した位置で栄養剤を注入する。経鼻経管や胃瘻と異なり、注入のたびにチューブを挿入し（間歇的)、注入終了後にはチューブを抜去する。メリットは、チューブを常時留置しないため、患者さんの不快感が少ない。食事のたびに口からチューブを飲み込むこと自体が嚥下訓練になる。食道に注入することで消化管の働きが活発になり、下痢や胃食道逆流症の減少が期待できる。OE法の適応外は、意識障害があり、指示が入らない、チューブを飲み込む際の嘔吐反射が強い患者。食道蠕動不良で食道内注入では逆流の危険がある、注入中の咳嗽や吃逆が頻繁にあり嘔吐の危険がある場合である。

経鼻カテーテル留置する際の注意点として、細径の経腸栄養専用カテーテルを用いること、カテーテル留置後の先端位置の確認方法としては聴診による確認だけでは不十分であるため、カテーテル先端位置は原則としてX線撮影で確認すること、などがある。

⑦ 病態別の経腸栄養剤の選択

病態に応じた経腸栄養剤は、肝不全、腎不全、糖尿病、COPD、免疫賦活・調整、褥瘡・がん等の経腸栄養剤が販売されている。

消化吸収機能が保たれている場合には半消化態栄養剤を第一選択とする。

クローン病、消化吸収障害がある場合には、成分栄養剤、消化態栄養剤が適応である。

肝不全、腎機能障害、肺機能障害、耐糖能障害などの病態に対しては、エネルギーと栄養素組成が調整された病態別経腸栄養剤が選択できる。

周術期や高度侵襲症例には、免疫調整栄養素が強化された経腸栄養剤が有効な場合がある。

⑧ 経腸栄養の合併症

経腸栄養合併症には様々なものがあり、大きく**消化管関連、代謝関連、デバイス関連合併症に分けられる**（表2）。臨床現場において頻繁に経験するのは消化管関連合併症である。

液体栄養剤注入に関する課題に対する解決策として、半固形化栄養剤を用いた経腸栄養法がわが国ではよく用いられている（図2）[2]。半固形化された製剤を利用、または寒天や増粘剤などで液体栄養剤をゲル化する半固形化栄養法が普及している。

下痢は経腸栄養に関連して頻度の高い合併症である。当院では臨床で使用しやすいようにフローチャートを用いて対応している（図3）。

表2 経腸栄養関連合併症

1) 消化管関連合併症
●胃食道逆流・誤嚥 ●下痢 栄養剤関連：吸収不良性下痢、高浸透圧性下痢、細菌汚染による下痢 非関連：感染症、薬剤性下痢、過敏性腸症候群、放射線療法後、消化吸収障害性疾患 ●便秘：水分不足、食物繊維不足、運動不足、腸蠕動機能の低下 ●腹痛・腹部膨満
2) 代謝関連合併症
●高血糖・低血糖 ●蛋白代謝異常 ●脂質代謝異常 ●脱水 ●電解質異常：低ナトリウム血症 ●ビタミン欠乏症 ●微量元素欠乏症：銅・亜鉛・セレン欠乏症 ●過体重
3) デバイス関連合併症
●共通項目：チューブ・カテーテル閉塞、チューブ・カテーテル破損、事故抜去 ●経鼻経腸栄養チューブ：気管誤挿入、不顕性誤嚥、鼻腔潰瘍 ●胃瘻カテーテル：スキントラブル、バンパー埋没症候群、ボールバルブ症候群、胃潰瘍 ●腸瘻カテーテル：スキントラブル

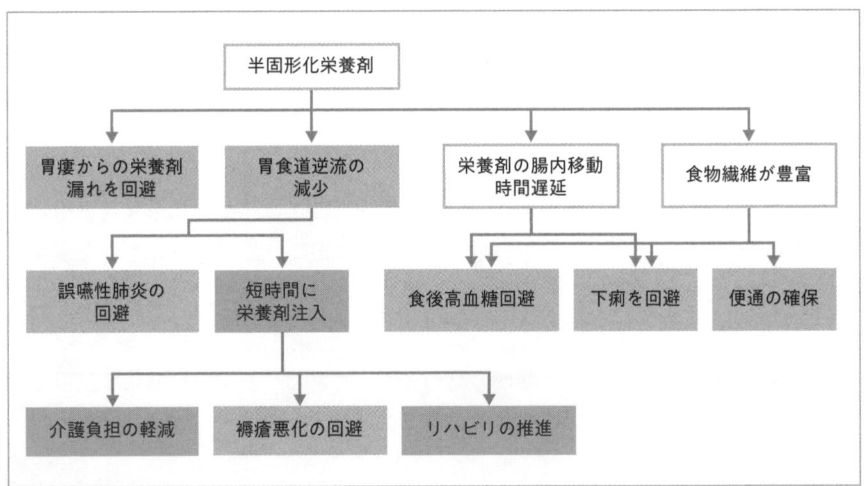

図2 半固形化栄養

日本静脈経腸栄養学会編. 静脈経腸栄養テキストブック：南江堂；2017. p216. より

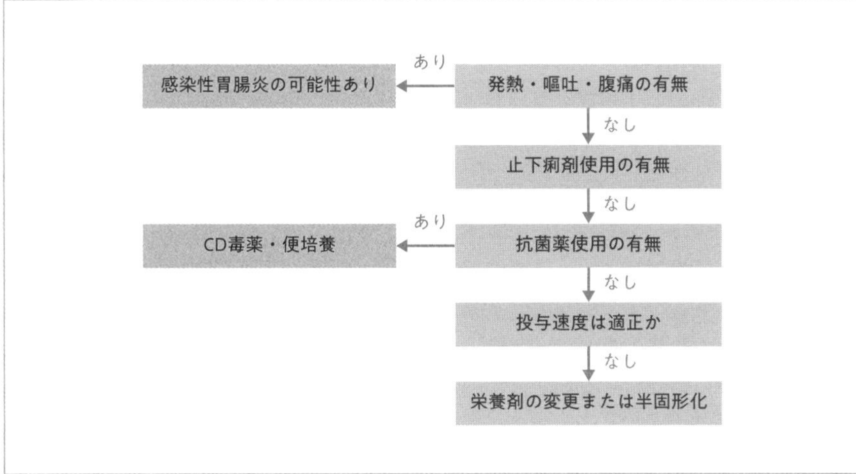

図3 経腸栄養時の下痢対応フローチャート

9 経腸栄養コネクタの変更

経腸栄養の誤接続防止をはじめとした医療機器の接続に使用されるコネクタに関して、誤接続の事故防止の観点から、異なる製品分野で使用されるそれぞれのコネクタが接続できないように、新たなコネクタの規格ISO 80369シリーズの制定が行われた。旧規格（現行）のコネクタは2021年11月で供給終了となり新規格へ移行する予定である。

文献

[1] ASPEN: JPEN 2002; 26(1) Sup: 8SA.
[2] 合田文則編著. 胃ろうPEG管理のすべて 胃ろう増設からトラブル対策まで：医歯薬出版；2010.
[3] 経腸栄養. PDN.
http://www.peg.or.jp
[4] 日本臨床栄養代謝学会. 静脈経腸栄養ガイドライン　第3版.
https://www.jspen.or.jp/wp-content/uploads/2014/04/201404QR_guideline.pdf

（嶋津 さゆり）

コラム 13 経腸栄養時の下痢がひどいです。どうしたらよいですか？

経腸栄養の合併症は腹部症状、栄養チューブに起因する合併症、代謝合併症に大別されます。腹部症状には、腹部膨満感、便秘、下痢がありますが、臨床上、難治性の下痢改善には苦労します。下痢は、栄養の吸収不良、スキントラブルやリハビリの阻害因子、本人の意欲低下につながる場合もあり早めの対応が重要です。まずは、下痢の原因を探すことから始めます。

感染性腸炎、薬剤（抗菌薬、緩下剤、PPI、乳酸菌製剤）、投与速度（速すぎる）、栄養剤（濃度、食物繊維、高脂肪、アレルギー等）、水分投与、身体上の問題（胃切除、短腸症候群等）のいずれかまたは複数の問題を評価し、その対策を実施します。感染性腸炎、薬剤、投与速度でもない場合、栄養剤の変更が必要となります。それでも困難な場合には、胃内半固形化の栄養剤使用や栄養剤にとろみをつけて注入する方法が臨床上改善しやすいことを経験しています。その際、経鼻胃管は12 Frを用います。とろみ剤を栄養剤に入れて混ぜます。とろみがつくのをまたずに即30 mLシリンジにて注入します。看護師の負担になるので話し合いが必要ですが、下痢が改善しない場合にはこの方法を用いています。

どの下痢改善症例にも言えることですが、「今度は便秘になりました」と安易に緩下剤を使用する場面に遭遇します。これでは本末転倒ですので、どのような排便コントロールが患者の生活に即しているかを想定して検討する必要があります。

3-3 静脈栄養：病態に応じて配合調整できるスグレモノ

これだけ覚えておこう！

❶ 静脈栄養も食事と同じ、バランスが大事

❷ 末梢静脈栄養の漫然投与は栄養状態の悪化を招く

❸ ブドウ糖は 5mg/kg/ 分以下、脂肪乳剤は 0.1g/kg/ 時以下が基本の投与速度

1 静脈栄養法

静脈栄養法の基本

静脈栄養（parenteral nutrition：PN）は、糖質・アミノ酸・脂肪・ビタミン・微量元素などの栄養素を経静脈的に投与する方法である。病態に応じて配合の調整が可能である。PNはさらに末梢静脈栄養法（peripheral parenteral nutrition：PPN）と中心静脈栄養法（total parenteral nutrition：TPN）に分けられる。PPNは末梢静脈カテーテル（peripheral venous catheter：PVC）で末梢静脈から低カロリーもしくは中カロリー輸液を投与する方法で、TPNは中心静脈カテーテル（central venous catheter：CVC）を介して中心静脈に高カロリー輸液を投与する方法である。

経腸栄養が消化管を介してゆっくり栄養が吸収されるのに対して、PNは直接血管内に入るため、急速に投与すると血管内水分が急に増え心不全や肺水腫のリスクを招くことになる。

一方で、血管内に菌が入れば菌血症から敗血症になる危険性がある。したがって、PNは経腸栄養よりも投与速度に注意を要し、カテーテル挿入時の無菌操作や日常の衛生管理を徹底することが重要である。

末梢静脈栄養法（PPN）

ガイドラインでは、施行期間が2週間以内の短期間のPNはPPNの適応とされている（表1）。一般的には2週間にわたりPPNのみでは栄養障害のリスクが懸念されるため、1週間以上のPNが予測される場合は早期にTPNへの移行が推奨される[1]。

PPNの利点としては、TPNに比べ投与経路の確保が簡単で、低コストである点が挙げられる。

表1 末梢静脈栄養の適応

①経口摂取や経管栄養は可能であるが、必要量が充足できない場合
②術前栄養状態が比較的良好で、早期に経口摂取が再開できると予想される場合
③腸閉塞や胃腸炎で一時的に経口摂取を中止するが、短期間で再開が可能と予想される場合

PPNでは投与可能な輸液製剤の浸透圧に制限があるため、血漿浸透圧比を約3以下にとどめる。糖濃度12.5％の輸液が限界である。

静脈炎発生リスクを最小限にするためには可能な範囲で、**低糖濃度・低浸透圧の輸液を、低速（持続投与も考慮）で投与するべき**である。また、**pHが中性に近い、滴定酸度が小さい輸液を選択することも重要**である[1,2]。

PPNでは、最大でも1日1,300 kcal程度しか投与できない。適切に栄養アセスメントされることなく漫然と2週間程度PPNが継続するようであれば、さらに栄養障害を悪化させる可能性も考えられる。病態に応じてTPNへ早急に移行することも考慮すべきである。

中心静脈栄養法（TPN）

TPNでは、カテーテル先端は中心静脈に留置される。中心静脈は太く血流も豊富であるため高カロリー輸液が投与可能である。したがって、長期間消化管が使用できない病態でも必要な栄養補給ができる。また、長期間カテーテルを留置してもPPNのような静脈炎は生じない。

PPNの適応は前述の通りであるが、TPNの適応は、ASPENのガイドラインでは2週間以上腸が使えない状態でPNが施行される場合となっている。2週間以内であっても栄養不良状態であればTPNの適応となる。また、経腸栄養やPPNでは栄養が不足する場合や施行困難な場合なども適応となる。

高カロリー輸液は、糖濃度12％以上で、アミノ酸・脂肪・ビタミン・微量元素を含む輸液である（脂肪を含まない場合もある）。病態に応じて配合調整が可能であり、高張液の投与となるため、基本的には持続的投与法（continuous TPN）が選択される。しかし、在宅静脈栄養法（home parenteral nutrition：HPN）においては、夜間あるいは日中のみTPNを実施する周期的投与法（cyclic TPN）や1日数回分割して行う間歇的投与法（intermittent TPN）も広く行われている。

TPNと経腸栄養を併用する方法として、combined nutritional therapy（CNT）や補完的中心静脈栄養法（supplemental parenteral nutrition：SPN）がある。CNTは「TPNを中心としながらも経腸栄養を併用して、生理的な消化管の形態・機能を維持する」栄養管理法である。一方、「TPNの投与エネルギー量が総投与エネルギー量の60％未満である場合を特別にSPNと呼ぶ」ことが「静脈経腸栄養ガイドライン（第3版）」で定義された[1]。SPNは、経腸栄養を中心とするが、PNで補うべきエネルギー量が多ければTPNで補うという栄養管理の基本に基づいた方法である。可能な限り消化管を使用したTPNを行うことが重要である。

② 静脈栄養法における栄養素

たんぱく質

たんぱく質の必要量は、通常0.8～1 g/kg/日を基準とするが、病態や侵襲レベルによっても異なる。外傷や手術、褥瘡など代謝亢進時には、たんぱく質の必要量が増加する。非たんぱくカロリー/窒素比（non-protein calorie/nitrogen ratio：NPC/N比）を算出して、病態に見合った量となっているかどうかを確認する（表2）[1]。

表2 NPC/N比の計算方法

NPC/N 比＝たんぱく質以外で投与されるエネルギー/（たんぱく質 g/6.25）
①平常時：150～180
②侵襲が加わった状態：100～150
③血液透析導入前の腎不全：180～300

脂質

脂質は1 gが9 kcalと効率の良いエネルギー源であり、通常1 g/kg/日で全体の投与エネルギーの20～30％とするのが一般的である。

添付文書上では血栓症のある患者や重篤な肝障害・血液凝固障害のある患者への脂肪乳剤投与は禁忌とされている。しかし現在の基本的な考え方は、**適正な投与速度（0.1 g/kg/時以下）を守れば、これらの合併症は発生しない**とされている[1]。

脂肪乳剤は他剤との混合によって粒子の粗大化や凝集をきたす可能性が高いため、単独投与が基本である。しかし、CVCライン側管から脂肪乳剤を投与した場合、TPN基本液と接触する時間は短いため、側管からの投与が可能である[1]。

脂肪乳剤を投与する上で、いくつか注意すべき点があるため、その理由とともに十分に頭に入れておきたい（表3）。

表3 脂肪乳剤投与時に注意すること

注意点	理由
フィルターよりも患者側の側管から投与する	脂肪乳剤の平均粒子径は 0.2～0.4 μm であるため、0.22 μm のフィルターを通過できないため
投与する際には 24 時間で脂肪乳剤に用いた輸液ラインを交換する	脂肪乳剤中では微生物が繁殖しやすいため
投与後には十分量の生理食塩液でフラッシュする	カテーテルやデバイスへの脂肪乳剤の凝集・付着から、感染や閉塞の可能性があるため

糖質

全体の投与エネルギーからタンパク質と脂質での投与エネルギーを引いた残りが糖質の投与エネルギーとなる。総エネルギー投与量の50～60％が一般的である。ケトーシス予防のために1日100 g以上の摂取が推奨されているが、過剰投与には注意が必要であり、**上限は7 g/kg/日**である。特に**PNでのブドウ糖投与速度は5 mg/kg/分以下にすることが推奨**されている[1]。感染症や侵襲時にはインスリン抵抗性が強くなり、耐糖能異常が起こりやすいため、ブドウ糖投与速度を4 mg/kg/分までに抑える必要がある。

ビタミン

ビタミンは体内で合成できないため、一定量を体外から投与する必要がある。**特に高カロリー輸液投与時には、高カロリー輸液用総合ビタミン剤を必ず投与しなければならない**。わが国で市販されている高カロリー輸液用総合ビタミン剤は、成人における1日必要量として設定されている[1]。

ビタミンB1は、欠乏すると代謝性合併症（ウェルニッケ脳症、乳酸アシドーシス）を発症することから、高カロリー輸液投与中は必ず必要量（1日3mg以上）のビタミンB1を投与するよう、これまでに適正使用情報や緊急安全性情報などで注意喚起されている。

高カロリー輸液用総合ビタミン剤配合型TPNキット製剤を全量投与しない場合は、ビタミン投与量も1日必要量に満たないため欠乏状態に陥る可能性がある。また、PPN管理中でもビタミンB1欠乏症をきたす可能性が報告されているため、ビタミンB1や水溶性ビタミンが入ったPPN製剤が現在市販されている。

微量元素

わが国で市販されている微量元素製剤には、鉄・亜鉛・銅・ヨウ素・マンガンの5種類が含有されている（マンガンを含有していない製剤もある）。この含有量は成人における1日必要量として設定されているため、TPN輸液の基本組成として必ず投与するべきである[1]。

本製剤にはセレンが含まれていないため、長期TPN施行時におけるセレン欠乏症を回避するため以前は院内製剤で対処している施設もあったが、現在では静注用セレン製剤が市販されている。

文献

[1] 日本静脈経腸栄養学会編. 静脈経腸栄養ガイドライン（第3版）. 2013.
[2] 一般社団法人日本静脈経腸栄養学会編. 一般社団法人日本静脈経腸栄養学会静脈経腸栄養テキストブック. 2019.

（松本 彩加）

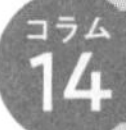

静脈栄養の脂肪乳剤は、毎日投与する必要がありますか？

わたしたちが毎日食事をする上で、脂質を摂らないことはほとんどないと思います。それは静脈栄養法における脂肪乳剤でも同じことで、基本的には毎日投与する必要があります。脂肪乳剤を投与する目的として、効率の良いエネルギー源であること以外に主に2つあります。

1つめは、必須脂肪酸欠乏症予防のためです。n-6系多価不飽和脂肪酸であるリノール酸や、n-3系多価不飽和脂肪酸であるαリノレン酸は必須脂肪酸であり、必須脂肪酸欠乏症は、脂肪乳剤を投与しない静脈栄養管理下では、小児では約2週間、成人では約4週間で発生するといわれています。臨床的には、20％脂肪乳剤 100〜250 mLを週2回投与することで必須脂肪酸欠乏症を予防することができます。

2つめは、TPN施行時にたんぱく質以外のカロリーを糖質のみにしてしまうと、糖質が過剰になってしまい、脂肪肝やTPN関連肝障害の原因となることがあるため、脂肪乳剤を投与することでその予防ができます。

また、これらの理由以外でも、脂肪乳剤は等浸透圧であるため、浸透圧が高いアミノ酸加糖電解質輸液などと同時に投与することにより浸透圧を下げることができ、血栓性静脈炎の予防に有用であるといわれています。

脂肪乳剤を投与する際は、投与速度を 0.1 g/kg/時以下とし、血中の中性脂肪値が 250 mg/dL以上であれば速度を下げるなど、血中TG値をモニタリングしながら投与することに注意しましょう。

3-4 複数の栄養アクセス併用：栄養の選択肢は多い方がいい

これだけ覚えておこう！

❶ 併用が必要な理由と併用の組み合わせ、減量・中止の流れを理解する

❷ エネルギー量やその他の栄養素の過不足や合併症は常に念頭に置いておく

1 いろいろな栄養アクセス

栄養アクセスには経口摂取、経腸栄養、静脈栄養があり、患者の病態や症状によって最も適切なアクセスを検討する。経口摂取と経腸栄養を広義の「経腸栄養」という場合もあるが、本稿では分けて考える。カラダにとって最も生理的な方法は経口摂取、次いで経腸栄養であり、いずれにしても腸管が利用できれば腸管を使用した栄養管理を行うべきである。**経口摂取が第一選択ではあるが、腸管機能が維持されていれば食欲低下や意識障害、大量酸素吸入時などを認めて安全な経口摂取が困難とされる場合は経腸栄養を選択**する（表1）。

表1 経口摂取だけでの栄養管理が困難となる要因

• 食欲低下	• 食形態不適合
• 意識障害	• 疼痛
• 大量の酸素吸入	• 全身倦怠感
• 呼吸不全、呼吸苦	• 認知機能低下
• 意欲低下	• 精神的ストレス
• 嘔気、嘔吐	• 劣悪な食事環境
• 義歯不適合	• 手指巧緻性低下
• 口腔乾燥	• 消化器の術後
• 咬合力の低下	• 頭頸部の術後
• 咀嚼力の低下	• 腹部膨満感
• 嚥下障害	• 低栄養

実際の臨床では単一の栄養アクセスのみで栄養管理を行うことは少ない。経口摂取が少ない場合は末梢静脈栄養を併用したり、経腸栄養から経口摂取への移行期の一定期間はいずれも併用したりすることが多い。経鼻胃管の留置が苦痛で経腸栄養が実施できない場合には間歇的経口経管栄養法（IOC）という選択もあるが、実臨床では末梢静脈栄養を選択することが多い。

それぞれの栄養アクセスの長所と短所を十分に理解した上で、患者に最も適した方法を選択し、かつ過不足ない栄養摂取の確保と合併症の予防を心がける。

2 経腸栄養と経口摂取の併用

経腸栄養と経口摂取の併用で多いケースは、経腸栄養管理中の患者の経口摂取量が徐々に増加し、経腸栄養の投与量を徐々に減量している場合である。意識障害や摂食嚥下障害で経口摂取が困難であった患者が、意識障害の改善や摂食嚥下訓練で機能改善を認めた場合に、徐々に経口摂取が増加する場合が該当する。当初は経腸栄養で十分なエネルギーを投与するが、経口摂取によるエネルギー摂取量の増加に応じて、徐々に経腸栄養からの投与エネルギーを減らしていく（図1）。経口摂取量が十分でないうちは経腸栄養を継続し、必要エネルギー量の確保をしつつ、栄養アクセスを経腸栄養から経口摂取へ移行していく。移行に要する期間は患者やセッティング（急性期や回復期、維持期など）によって様々である。

経口摂取だけでの栄養管理が困難なケースでは、その要因を精査する（表1）。医学的に経口摂取の継続が問題ない場合では、まずは食事内容の調整や栄養補助

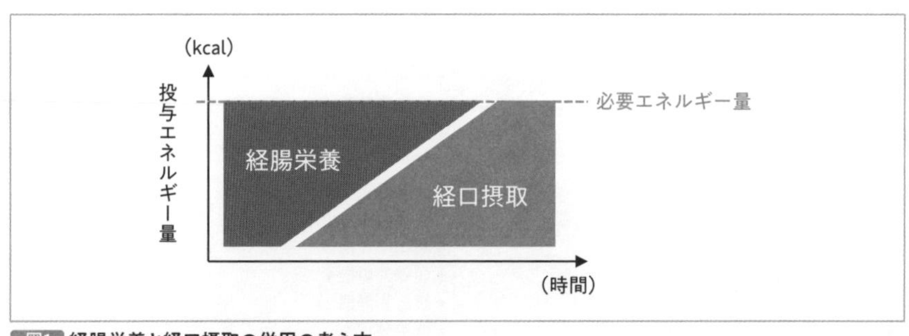

図1 経腸栄養と経口摂取の併用の考え方

食品の提供を検討する。栄養補助食品は液体でも固体でもその中間でもよい。

経腸栄養から経口摂取への移行の際には、**摂取している水分量やたんぱく質、エネルギー量の変化に注意**する。例えば、経口摂取が不十分なため摂取水分量が不足すると脱水症のリスクが高まるため、エネルギー量だけでなく水分量の確保も重要である（表2）。同様に、たんぱく量やエネルギー量の過不足にも注意する。

摂食嚥下機能低下により十分な経口摂取ができない場合には、誤嚥のリスクを軽減し十分なエネルギーを提供するために、無理な経口摂取だけでの栄養管理を避けて経腸栄養を併用することも考慮する。**「3食経口摂取できるようになったから経腸栄養は不要」と安易に判断してはいけない**。

表2 経口摂取への移行時に注意すべき点

- 摂取水分量の不足：脱水症
- 摂取水分量の過剰：心不全の増悪
- 摂取たんぱく質の不足：骨格筋減少
- 摂取たんぱく質の過剰：腎機能障害
- 摂取エネルギー量の不足：体重減少
- 摂取エネルギー量の過剰：血糖上昇

③ 静脈栄養と経口摂取（経腸栄養）の併用

静脈栄養と経口摂取（あるいは経腸栄養、以下同じ）の併用で多いケースは、静脈栄養管理の患者が経口摂取へ移行する場合である。この際は、経口摂取のエネルギー量に応じて静脈栄養のエネルギー量を調整する（図2）。

経口摂取で栄養管理されている患者にエネルギー不足分を静脈栄養で補う場合も考え方は同じである。この場合によく使用されるのが末梢静脈栄養（PPN）である。特に、経口からの水分摂取量が不足する場合は、脱水症のリスクが高まるためにPPNを用いて水分投与を行うことがある。

中心静脈栄養（TPN）で静脈栄養を行っている場合は、経口摂取で十分なエネルギー量が確保される見込みがつけば、ただちにTPNの中止を検討する。TPNではカテーテル敗血症などの重篤な合併症のリスクが常にあるためである。もちろん、PPNもカテーテル敗血症だけでなく静脈炎や血管痛のリスクがあるため、必要性がなくなればすぐに中止を検討すべきである。

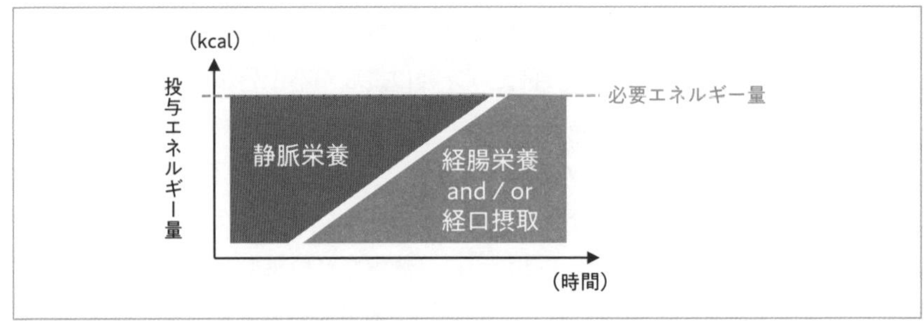

図2 静脈栄養と経腸栄養（経口摂取）の併用の考え方

静脈栄養から経口摂取への移行の際も同様に、**摂取している水分量やたんぱく質、エネルギー量の変化に注意する**。特に、静脈栄養では経腸栄養より水分過剰のリスクが高いため注意する（表2）。

4 複数の栄養アクセス併用時のポイント

エネルギー量やその他の栄養素の過不足や合併症は常に念頭に置いておく。そのためには、1人で栄養管理を行うのではなく、**管理栄養士や医師、看護師、薬剤師をはじめとした多職種でディスカッションを繰り返しながら栄養管理を行うことが重要**である（表3）。また、水分やエネルギー量の投与予定を「見える化」して多職種で共有しておくとよい。

表3 複数の栄養アクセス併用時のポイント

- 多職種でディスカッションを繰り返す
- 栄養プランニングを作成して共有する
- 食事は少量からゆっくり
- 移行時は水分量、たんぱく質、エネルギー量の変化を確認する
- 常に合併症リスクを念頭に置く
- だらだらと併用しない（併用中止はきっぱりと）

（吉村 芳弘）

コラム 15 末梢静脈栄養のエネルギー投与量を増やすためにはどうしたらいいですか？

絶食中に「食事の代わりに点滴」をしているから安心ではありません。例えば、医師が何気なく処方している3号液輸液にはどのような特徴があるのか、栄養管理に関与する全スタッフが知っておくべきです。簡単にいうと、生理食塩水と5％ブドウ糖液をブレンドして作成したのが、いわゆる1号液～4号液などの維持液です。○号液の数字が大きくなるにつれて5％ブドウ糖の割合が大きくなります。そのため、3号液にはブドウ糖と水分、電解質しか入っておらず、エネルギーはおにぎり1個あるいはスポーツドリンク500 mL程度しかありません。これでは、3号液の点滴を1日に3本や4本にしたところで、栄養は明らかに不足します。

末梢静脈栄養として十分な栄養管理を行うためには、糖質だけでなくアミノ酸や脂肪を用いるべきです。末梢静脈栄養では、水分、電解質、各種栄養素（たんぱく質、糖質、脂質）、ビタミン、微量元素を投与できます。末梢静脈栄養製剤は1日100 g以上のブドウ糖の投与が可能で、1日不可避窒素損失量54 mg/kg以上のたんぱく質の補給ができます。脂肪製剤を併用することでさらにエネルギー補充しつつ、必須脂肪酸の補給ができます。

例えば、ビーフリード500 mL（210 kcal）×3本、20％イントラリポス100 mL（200 kcal）×1本で830 kcal/1,600 mLのエネルギーが提供できます。これだけでも「3号液1,500 mLでおにぎり3個程度のエネルギー量」とは大違いだと思いませんか？　なお、2020年11月には、脂肪が一体化された末梢静脈栄養輸液としてエネフリードが新発売となっており、静脈栄養の選択肢が強化されました。

chapter 4

栄養療法の進め方

4-1 脳卒中：栄養療法が予後を改善する

これだけ覚えておこう！

❶ 脳卒中の多くの患者に低栄養を認める

❷ すべての脳卒中患者に対して栄養管理は重要である

❸ 栄養療法は脳卒中患者のアウトカムを改善する

1 脳卒中とは

脳卒中は、様々な要因で発生する脳血管障害の総称であり、大きく虚血性脳卒中と出血性脳卒中に分類される（図1）。以前は脳出血が多いことが日本人における脳卒中の特徴であったが、近年は出血性脳卒中の割合は減少しており、**虚血性脳卒中が75％、脳出血が20％、くも膜下出血が5％とされている**。

脳卒中発症後の流れとして、急性期病院から在宅復帰する患者が40〜50％、回復期リハビリテーション病棟やその他の病院・施設へ転院・転所する患者が30〜40％、死亡退院が数％とされている。

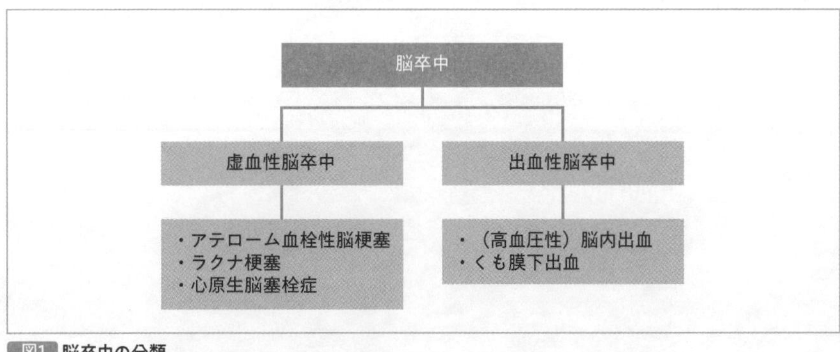

図1 脳卒中の分類

② 脳卒中と低栄養

低栄養は脳卒中急性期の6〜60％に認める。有病率の違いは、低栄養の診断方法、診断のタイミング、脳卒中のタイプ、合併症の有無や重症度などに起因すると考えられる。脳卒中患者における低栄養には様々な要因が考えられる。**発症前からの低栄養だけでなく、高齢化に伴うサルコペニアやフレイルの合併、発症後の様々な要因に伴う栄養状態の悪化、発症後の身体活動の低下に伴う骨格筋量の減少、などが含まれる**（表1）。

表1 脳卒中に生じやすい低栄養やサルコペニアとその診断分類

診断名	原因
低栄養	病前からの低栄養（高齢者、糖尿病、脳卒中の既往など）
	後遺症の影響による摂取（投与）不足（うつによる食欲低下、認知機能低下、摂食嚥下障害、視覚性無視、麻痺、失行、意識障害など）
	高度侵襲（外科的手術、呼吸器感染、尿路感染、脳室シャント感染など）
過栄養	病前からの過栄養（肥満、生活習慣病など）
低栄養リスク	低栄養の項目を参照
過栄養リスク	寝たきりによる筋肉量・活動量の低下
サルコペニア	高齢者
	栄養摂取不足（エネルギー、たんぱく質）
	高度侵襲（外科的手術、呼吸器感染、尿路感染、脳室シャント感染など）
	鎮静、意識障害や治療に伴う安静臥床に起因する活動量低下
	麻痺による筋萎縮
栄養素摂取不足	回復期における活動量増加による需要の増大
	ビタミンD摂取不足、合成の低下（中心静脈栄養管理、屋外歩行制限による日光曝露減少）
	栄養摂取不足（エネルギー、たんぱく質、水分）
栄養素摂取過剰	病前からの摂取過剰（エネルギー、糖質、脂質、飽和脂肪酸、塩分、アルコールなど）

低栄養は虚血性・出血性いずれの脳卒中においても予後不良の予測因子である。**低栄養は虚血性脳障害のメカニズムに影響を与え、脳梗塞回復を阻害するだけでなく、褥瘡や尿路・呼吸器感染症など全身性合併症のリスクを高め、入院期間を延長させ、死亡率を高め、医療費を増大させる**。

さらに、低栄養は脳卒中後のリハビリテーション治療の不良のアウトカムと関連する。そのため、脳卒中で入院したすべての患者に対して栄養管理を行う必要がある。

3 脳卒中の栄養管理

すべての脳卒中患者に対して栄養管理は重要である（表2）。**入院時に栄養スクリーニングを行い、その際は、脳卒中のタイプや重症度、意識レベル、嚥下機能、口腔状態、病前の栄養歴、体重減少の有無、などを同時に評価する**。意識障害のある患者、嚥下障害のある患者、全身状態が不安定な患者では一時的な禁食も検討する。その際は経腸栄養や静脈栄養を多職種でプランニングする。ただし漫然と禁食を続けたり、経腸栄養ではなく静脈栄養を選択したりすることは控える（表3）。

表2 脳卒中における栄養管理のポイント

- すべての脳血管障害患者に栄養療法の適応があり、病期や病態、意識障害、嚥下機能に応じた栄養療法を実施する。
- 病歴、身体所見、身体計測、血液生化学データなど複数の指標を組み合わせて評価する。
- 脳血管障害患者の入院時低栄養状態は、入院後の感染性合併症および褥瘡発症率の上昇、平均在院日数延長、日常生活動作低下、死亡率上昇と関連する。
- 消化管には異常がないことが多いので、原則として経口摂取、経腸栄養を実施する。
- 意識障害がなく病状が安定している場合は、嚥下機能評価の結果に応じて可能な限り早期に経口摂取、経腸栄養を開始する。
- 脳血管障害患者では誤嚥のリスクが高いので、嚥下機能の評価は必須である。
- 広範な脳梗塞や重度の脳出血があり、脳浮腫進行に伴う嘔吐の危険が高い場合は、病態が安定してから、発症後１週間を目安に経腸栄養を開始する。
- 早期に経腸栄養が開始できなかったり、十分なエネルギー投与ができるようになるのに時間がかかったりする場合は静脈栄養を併用する。

表3 脳卒中の栄養療法における優先順位

脳卒中の栄養療法における優先順位
1. 絶食期間の短縮
2. 経口摂取の早期開始
3. （経鼻胃管からの）経腸栄養
4. 静脈栄養
5. 必要エネルギーの充足
6. 十分なたんぱく質の摂取
7. 強化型栄養療法

脳卒中発症後7日以上にわたって十分な経口摂取が困難な患者では、経腸栄養（早期には経鼻胃管、長期には胃瘻）または中心静脈栄養を行うことは妥当である。中心静脈のルートとしては鎖骨下静脈が第一選択とされてきたが、近年は**末梢挿入式中心静脈カテーテル（peripherally inserted central catheter：PICC）を用いた静脈栄養を実施する施設が増加**している。PICCは主に上腕尺側皮静脈よりカテーテルを穿刺・挿入するため、合併症が少なく、長期的に使用でき、患者の受け入れも悪くない。

積極的な口腔ケアは誤嚥性肺炎のリスクを低下させる。多職種による口腔ケアの導入前後で比較すると脳卒中患者の肺炎リスクが低下したとの報告がある。回復期リハビリテーション病棟において歯科衛生士が病棟専従で口腔管理を行うことが、ADL改善や早期退院、自宅退院復帰率上昇、院内死亡率低下などのアウトカムと関連している[1]。

低栄養やサルコペニアに対する栄養療法の基本は十分なエネルギーと良質かつ十分なたんぱく質の摂取である。良質なたんぱく質には分岐鎖アミノ酸（branched-chain amino acids：BCAA）などの必須アミノ酸が含まれる。

さらに、レジスタンストレーニングを含む運動療法の効果を高め、骨格筋量の増加を高めるためにはこれらの栄養素の摂取タイミングも重要である。具体的にはレジスタンストレーニングの前後に糖質を含む良質なたんぱく質の栄養補助食品を追加摂取することも検討する。

栄養療法は脳卒中リハビリテーションのアウトカムを改善する。116人の低栄養の脳卒中患者を対象としたランダム化比較試験では、積極的な栄養療法を行ったグループはルーチンの栄養療法を行ったグループに比べADLがより改善した[2]。積極的な栄養療法には栄養補助食品の提供が含まれた。低栄養リスクのある急性期脳卒中患者を対象としたランダム化比較試験では、個別に栄養療法を行うとルーチンケアに比べて体重減少がより制御され、QOLや握力がより改善した[3]。回復期リハビリテーション病棟に入院した脳卒中患者において、管理栄養士が個別に頻回に栄養療法を行うと、栄養状態やADL、嚥下障害がより改善した[4]。回復期リハビリテーション病棟においてサルコペニアを有する脳卒中患者を対象に行ったランダム化比較試験では、ロイシン高濃度含有アミノ酸サプリメントを投与した上で低負荷レジスタンストレーニングを施行すると、アミノ酸を投与せずにトレーニングだけを行った群に比して ADL が有意により大きく改善することが示されている[5]。

脳卒中患者における骨格筋量減少はADL改善と負の関連があり、逆にサルコペニア患者において栄養療法で骨格筋量が増加することがADL改善と関連することが判明している[6]。

コクランレビューでは、急性期もしくは回復期の脳卒中患者で積極的な栄養療法を行うと、褥瘡の発生頻度の減少や総エネルギー摂取量や総たんぱく摂取量の増加を認めることが報告されている[7]。

4 その他の栄養管理の注意事項

脳卒中急性期では低血糖（60 mg/dL以下）に注意する。重度の低血糖は永続的な神経障害を生じさせるためただちに補正すべきである。**脳卒中急性期では血糖値を140～180 mg/dLに保つことが望ましいとされている**。

脳卒中患者における栄養療法の大きな阻害因子として摂食嚥下障害がある。**脳卒中患者における摂食嚥下障害は脳卒中に伴う神経障害によるものだけでなく、意識障害や失認、注意障害、サルコペニアなど多彩な原因があることを把握しておく**必要がある（表4）。

表4 脳卒中の栄養療法の代表的な問題点

1. 嚥下障害、嚥下困難
2. 意識障害による摂食嚥下障害
3. 食べ物の失認等による摂食障害
4. 運動麻痺や視力・視野障害、注意障害による摂食障害
5. 病前からの老嚥、低栄養、サルコペニア
6. 高齢者が多い
7. 多彩な生活習慣病（糖尿病、脂質異常症、高血圧、慢性腎臓病、心疾患、悪性腫瘍、アルコール依存、肥満、等）

文献

[1] Shiraishi A, et al. Hospital dental hygienist intervention improves activities of daily living, home discharge and mortality in post-acute rehabilitation. Geriatr Gerontol Int. 2019; 19: 189-196.

[2] Rabadi MH, et al. Intensive nutritional supplements can improve outcomes in stroke rehabilitation. Neurology. 2008; 71: 1856-1861.

[3] Ha L, et al. Individual, nutritional support prevents undernutrition, increases muscle strength and improves QoL among elderly at nutritional risk hospitalized for acute stroke: a randomized, controlled trial. Clin Nutr. 2010; 29: 567-573.

[4] Shimazu S, et al. Frequent and personalized nutritional support leads to improved nutritional status, activities of daily living, and dysphagia after stroke. Nutrition. 2021; 83: 111091.

[5] Yoshimura Y, et al. Effects of a leucine-enriched amino acid supplement on muscle mass, muscle strength, and physical function in post-stroke patients with sarcopenia: A randomized controlled trial. Nutrition. 2019; 58: 1-6.

[6] Nagano F, et al. Muscle mass gain is positively associated with functional recovery in patients with sarcopenia after stroke. J Stroke Cerebrovasc Dis. 2020; 29: 105017.

[7] Geeganage C, et al. Interventions for dysphagia and nutritional support in acute and subacute stroke. Cochrane Database Syst Rev. 2012; 10: CD000323.

（吉村 芳弘）

脳卒中関連サルコペニアとは何ですか？

脳卒中患者のサルコペニア合併頻度が高いことが最近報告されています。脳卒中後の慢性期では、身体機能低下や身体活動の低下、栄養状態の悪化などが関連していると思われます。一方で、脳卒中発症後の初期段階での有病率が高いことも注目されています。興味深いですね。学術的には“stroke-related sarcopenia”というワードが使われています。

もちろん、脳卒中とサルコペニアは独立した2つの疾患ですが、互いに影響し合っています。2つが併存すると、患者は二重の負担を強いられ、身体機能がさらに悪化するだけでなく、生活の質の低下、入院・死亡率の増加、医療資源の消費などの深刻な問題が顕在化します。また、脳卒中後の身体機能障害は、サルコペニアのスクリーニングや診断の困難さにつながっています。サルコペニアの診断には身体機能が含まれるためです。

現在のところ、脳卒中関連サルコペニアは臨床では十分な注意が払われているとは言えませんが、対策には運動療法、栄養管理、薬物療法などの複数治療の併用が必要であると考えられます。

脳卒中関連サルコペニアのトピックはまだ十分に研究されておらず、脳卒中発症とサルコペニアの関連や脳卒中発症後の筋萎縮のメカニズムは明確には解明されていません。今後の世界的な研究推進とエビデンスの集積を期待したいところです。

4-2 整形外科疾患：栄養障害は転倒、骨折を引き起こす

これだけ覚えておこう！

❶ 整形外科疾患、特に高齢者の骨折の背景には栄養障害が内在する

❷ 食事内容や食事姿勢など、骨折部位に応じた食事提供の工夫が重要

❸ 患者の訴えや病態に応じて多職種で包括的に栄養療法を実践する

1 整形外科疾患を取り巻く栄養障害

高齢化が進行の一途を辿るわが国において、医療の対象も高齢者がその多くを占めている。整形外科疾患、特に骨折はその高齢者医療の中でも頻発し、多くの患者で入院、そして手術やリハビリテーションが必要となる。**骨折は転倒が主たる原因となって生じ、その背景には低栄養、サルコペニア、フレイル、骨粗鬆症、ロコモティブシンドロームといった高齢者特有の問題が内在している**。骨折では保存的治療となるケースも多いが、骨折の部位や程度によっては手術が必要となることも多く、転倒の原因である上記のような様々な問題をさらに悪化させる引き金ともなってしまう。そのため、栄養療法の視点からも術後早期よりしっかり対策を講じていく必要がある。整形外科疾患の種類は多岐にわたるが、本章ではとりわけ栄養障害との関連が深い“高齢者の骨折”に焦点を当てて考えてみたい。

高齢者の4大骨折として知られているのが、①大腿骨近位部骨折、②脊椎圧迫骨折、③上腕骨近位部骨折、④橈骨遠位端骨折、である。これらの主たる原因は転倒によるもので、高齢者では特にハイリスクとなる。いずれも栄養障害との関連が深く、栄養療法を実践する際は注意してみていく必要がある。大腿骨近位部骨折を例にとってみてみると、回復期では14～65％に低栄養を認め[1]、手術療法の適応となることも多く、術後炎症による代謝の亢進が生じる可能性が高い。

手術による侵襲期には体タンパクの異化亢進が起こり、除脂肪体重が低下する[2]。一般的な侵襲期のエネルギー補給量としては体重あたり25 kcal、タンパク質は1.0～1.2 gまたはNPC/N比120～150を目安として早期の充足を目指す[3]。栄養状態の改善は患者の予後にも影響を与える可能性があり、詳細な評価と幅広い視点からの介入が求められる。ここからは高齢者の4大骨折をメインとして、栄養療法を実践していく上での具体的な工夫について紹介していく。

② 高齢者の3大骨折における栄養療法の実践

大腿骨近位部骨折

大腿骨近位部骨折では手術による侵襲も大きく、疼痛や食思不振といった訴えが多く聞かれる。食べ物の好みなどを聴取して食事内容を検討し、食形態についても各患者に応じて摂取しやすい食事を提供するといった配慮が必要となる。また、十分な栄養補給という観点から補助栄養を追加した強化型栄養療法も検討していく必要がある。術後の大腿骨近位部骨折患者を対象とした研究では、タンパク質を強化した補助栄養を追加することで、筋力やQOLの改善[4]、体重減少率の低下や在院日数の短縮、感染症発生率の減少[5]に有効であったことが示されている。術後は侵襲による異化亢進に加え、摂取エネルギー量の低下、身体活動量の低下から低栄養やサルコペニアの発症・進展のリスクが高まる。補助栄養による介入に加えて、術前・術後よりなるべく早期にリハビリテーションも行い、入院時より対策を講じていく必要がある。貧血、肺炎、褥瘡といった術後合併症の危険性もありリスク管理も重要となるため、多職種で全身状態を管理していかなければならない。術側の下肢では特に疼痛も強いため、クッションやタオルを用いてしっかりと固定して安静肢位を保つことで、患者は落ち着いて食事を摂ることができる。

脊椎圧迫骨折

脊椎圧迫骨折では手術が行われた場合、または保存的治療となった場合のいずれにおいても、多くのケースでコルセットを装着し、ベッド上での安静期間を余儀なくされる。コルセットは胸部や腰部を安定化させるために使用されるが、同時にその締め付けにより食思不振を訴える患者も多い。大腿骨近位部骨折と同様、患者の好みの食事内容の検討、そして食形態の工夫も重要となる。また、ベッド上では多くの患者がギャッジアップ座位で食事を摂ることになるが、その姿勢についても検討していく必要がある。頭部のみを挙上した姿勢では臀部が足側にずり下がり、コルセットで余計に胸部から腹部を圧迫してしまう可能性がある。ベッドの足部分も挙上し、このずり下がり姿勢をとらないよう注意する。また、コルセットを装着していると患者はギャッジアップ座位の状態では前屈姿勢をとることが難しくなるが、食事がのったお膳の下に斜めの補高台を敷くことで、患者は背中をベッドにつけ、もたれかかったまま楽な姿勢で食事が行えるようになる（図1）。

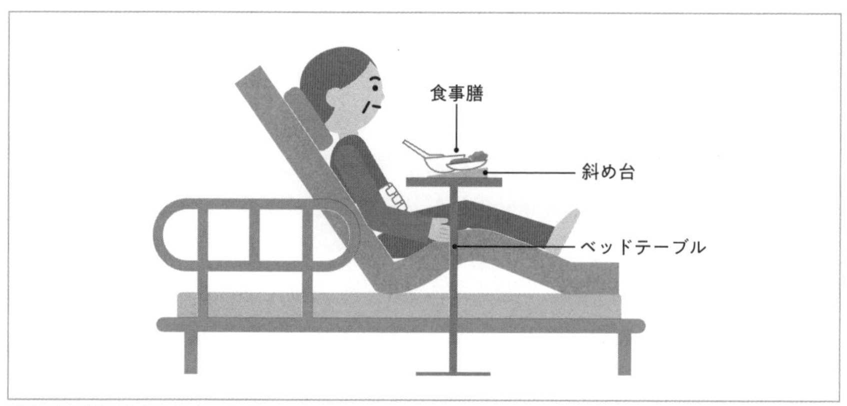

図1 脊椎圧迫骨折患者の食事セッティング

上肢骨折

上腕骨近位部骨折、橈骨遠位端骨折、あるいは肩関節の術後患者などで特に問題となるのが、食事で必要となる上肢の使用が制限されるという点である。ギプス固定や三角巾の装着などで、片手のみでの食事を余儀なくされる患者が多くを占める。食器を把持することが困難となるため、米飯はお椀につぐのではなくおにぎりにするなど、片手でも食事が行いやすくなるよう工夫する。また、スプーンやお箸で食べ物をすくったりつまんだりする際も、食器自体が動いてしまい食材を掴みにくいといった場面がみられる。食器の下に滑り止めマットを敷き、底面が平たく側面が内側にそった「返し」のついたお皿（スクープディッシュ）（図2）を使用すると食事が行いやすくなる。これらは片麻痺患者などによく使用される食事用の福祉用具だが、作業療法士などに相談して食事への導入を検討する。術側の上肢についても、不安定な状態で食事を摂ると座位姿勢が安定しないばかりか疲労感が生じ、食事に集中できないこともある。テーブルの上にタオルを敷いてその上に術側上肢をのせる、肩や腰の後面と座面の間にクッションを挟むなどして負担の軽減を図ることも重要である。

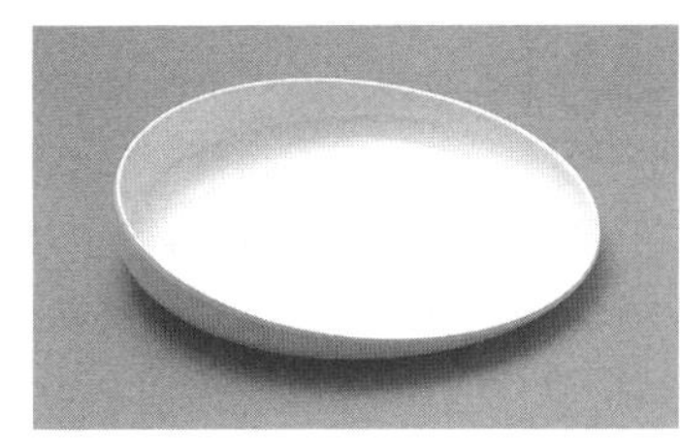

図2 スクープディッシュ　アビリティーズ・ケアネット株式会社提供

③ 多職種による包括的な栄養療法の実践

整形外科疾患を呈した患者では身体機能やADLの低下が問題となるが、前述したように患者の多くは高齢者であり様々な栄養障害が内在している。そのため、**リハビリテーションと栄養療法の両輪での介入（＝リハビリテーション栄養）が重要となる**。大腿骨近位部骨折を例に、リハビリテーション栄養診断について**表1**[3]に示す。リハビリテーション栄養診断名とその原因について記しているが、高齢患者においてこれらの問題は大腿骨近位部骨折に限らず多くの整形外科疾患で認められる。熊本リハビリテーション病院の回復期病棟に入院した患者を対象とした報告によると、疾患別での低栄養/サルコペニア有病率は、大腿骨近位部骨折患者で37.4/61.2%、脊椎圧迫骨折患者で42.5/52.2%、人工膝関節術後患者で16.5/36.5%といずれも高い値であったことが示されている[6]。低栄養、サルコペニアはいずれも患者の予後に悪影響を及ぼす可能性があるが、その回復には長い期間を必要とする。**入院中よりその原因についてしっかり評価し、対策について多職種で包括的に考えていかなければならない**。高齢患者の低栄養、サルコペニアの背景にはフレイルやロコモティブシンドロームといった問題が相互に関係しており、栄養、身体活動、そして社会参加といった面で入院中から患者本人、家族と十分に対応を検討していく必要がある。介護保険をはじめとして、社会資源の活用も患者のより豊かな生活を再建する糸口となる。

表1 大腿骨近位部骨折のリハビリテーション栄養診断

リハ栄養診断名	原因
低栄養	受傷前からの低栄養
	術後の食事摂取不足
	骨折、手術による侵襲
低栄養のリスク状態	同上
栄養素の不足状態	受傷前からの食事摂取量低下によるタンパク質、ビタミンD、カルシウム不足
サルコペニア	加齢
	受傷後の安静による活動量低下
	受傷前からの食事摂取量不足
	術後の食事摂取量不足
	骨折、手術による侵襲
栄養素摂取の過不足	受傷前からの食事摂取量低下による栄養素摂取不足
	肥満患者ではエネルギー、脂質の過剰

文献

[1] Marshall S. Protein-energy malnutrition in the rehabilitation setting: Evidence to improve identification. Maturitas. 2016; 86: 77-85.

[2] Magaziner J, et al. Recovery after Hip Fracture: Interventions and Their Timing to Address Deficits and Desired Outcomes--Evidence from the Baltimore Hip Studies. Nestle Nutr Inst Workshop Ser. 2015; 83: 71-81.

[3] 二井麻里亜. 大腿骨近位部骨折. リハビリテーション栄養ポケットマニュアル（若林秀隆 編）. 医歯薬出版, 2018, pp.269-273.

[4] Flodin L, et al. Effects of protein-rich nutritional supplementation and bisphosphonates on body composition, handgrip strength and health-related quality of life after hip fracture: a 12-month randomized controlled study. BMC Geriatr. 2015; 15: 149.

[5] Myint MW, et al. Clinical benefits of oral nutritional supplementation for elderly hip fracture patients: a single blind randomised controlled trial. Age Ageing. 2013; 42: 39-45.

[6] 吉村芳弘. 回復期のリハビリテーション栄養管理. 日本静脈経腸栄養学会誌. 2016; 31: 959-966.

（長野 文彦）

コラム 17 整形外科の手術部位による食事の提供の工夫はありますか？

本章では高齢者の３大骨折をメインとして、食事を提供する際の工夫について紹介しました。共通して言えることは、①手術により生じる術創部の安静や固定、②食事姿勢、③疼痛や食思不振、といった点を詳細に評価し、それぞれ柔軟に対応していく必要があるということです。本章で紹介した食事内容や食形態、ポジショニング、食器の工夫などを参考にして、それ以外の手術適応の整形外科疾患の場合においても、病期に応じて多職種でアイデアを出しながら工夫していくことが重要です。医師や管理栄養士、看護師だけでの対応で難しい場合は、リハビリテーション職種にもぜひ協力を仰いでみてください。また、高齢者が多くを占める骨折患者では認知症の方も多く、術後安静による認知機能のさらなる悪化も懸念されるため、無理のない範囲で離床を促すよう心がけていきましょう。いずれの骨折においても、術後の疼痛や疲労感については患者本人にしか知り得ないものであり、しっかりと傾聴し、適切に対処していく姿勢が重要となります。患者はひとりひとり病態も違えば訴えやゴールも当然異なるため、疾患ごとの型にはまった対応だけでは不十分です。患者それぞれの声に耳を傾け、医療者として個別性を重視したサポートを実践していくことこそが、整形外科疾患の栄養療法の場に今後求められる重要な視点であるといえます。

4-3 消化器疾患：病態や消化機能に応じた栄養療法の選択を

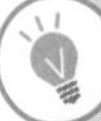

これだけ覚えておこう！

❶ 潰瘍性大腸炎における栄養療法は内科的治療の補助的な位置づけであり、栄養療法そのものによる寛解導入効果や寛解維持効果は乏しい

❷ Chron 病における栄養療法は、低栄養を改善するだけでなく、寛解導入効果や寛解維持効果が期待される

1 炎症性腸疾患とはどんな病気？

炎症性腸疾患は、英語でIBD（inflammatory bowel disease）と呼ばれ、広義では腸に炎症を起こすすべての病気を指し、狭義では潰瘍性大腸炎（ulcerative colitis：UC）とChron病を指す。

潰瘍性大腸炎もChron病も現時点で原因が十分に解明されておらず、発症すると長期にわたる治療が必要な慢性疾患である。厚生労働省により特定疾患（難病）に指定されている。主に免疫異常が原因で炎症性サイトカインが産生され、下痢、血便、腹痛、発熱などの症状が出現する。**活動期にはエネルギー代謝が亢進し、エネルギー消費量の亢進やたんぱく質異化の亢進を認める**。また、**炎症反応が高値のときは肝臓でのたんぱく質の合成が低下する**。これらの病態が混合して、たんぱく質－エネルギー低栄養状態を呈する（図1）。

IBDは病状が悪い時期（再燃期）と落ち着いている時期（寛解期）を繰り返すのが特徴である。

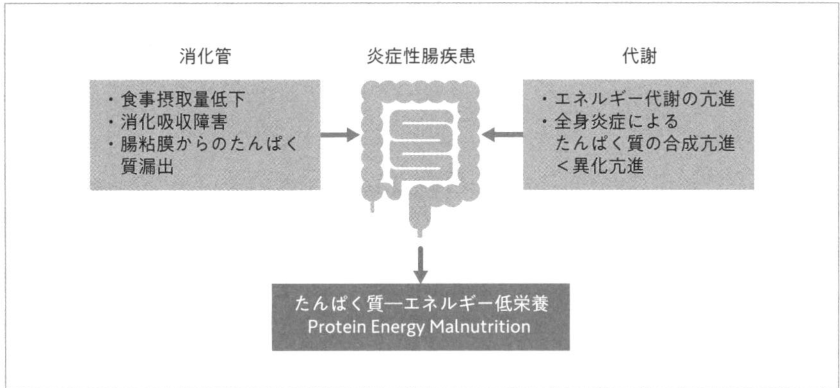

図1 炎症性腸疾患の活動期の栄養障害

② 潰瘍性大腸炎の特徴と栄養管理

潰瘍性大腸炎は、血便や下痢、腹痛などの症状が、慢性的に続くのが特徴である。血液検査では、貧血や炎症反応に関する項目の異常を認めることがある。自覚症状や血液検査の異常が続く場合に潰瘍性大腸炎を疑い、診断には下部消化管内視鏡検査を行い、炎症の状態や範囲を評価する。排便回数や顕血便、発熱、頻脈、貧血、赤沈などの項目をそれぞれ評価し、臨床的な重症度分類が行われる（表1）。

表1 潰瘍性大腸炎の臨床的重症度分類

項目	重症度分類		
	重症	中等症	軽症
1. 排便回数	6 回/日以上	重症と軽症の中間	4 回/日以下
2. 顕血便	(+++)		(+) ~ (-)
3. 発熱	37.5℃以上		(-)
4. 頻脈	90/分以上		(-)
5. 貧血	Hb 10g/dL 以下		(-)
6. 赤沈	30 mm/時以上		正常

難治性炎症性腸管障害に関する調査研究班プロジェクト研究グループ.エビデンスとコンセンサスを統合した潰瘍性大腸炎の診療ガイドライン：2006年1月. より

潰瘍性大腸炎では、原則的に薬による内科的治療が行われる。しかし、重症の場合や薬物療法の効果が乏しい場合には外科的手術が必要となる。内科的治療には、5-アミノサリチル酸製剤、副腎皮質ステロイド薬、血球成分除去療法、免疫調節薬または抑制薬、抗TNFα受容体拮抗薬などがある。多くの症例では内科治療で症状が改善するが、内科的治療の効果が乏しい場合や悪性腫瘍が疑われる場合は外科手術（大腸全摘術）が行われる。

潰瘍性大腸炎において、経腸栄養や静脈栄養による栄養療法は内科的治療の補助的な位置づけであり、栄養療法そのものによる寛解導入効果や寛解維持効果は乏しい（表2）。経腸栄養の成分栄養剤は浸透圧が高いため、下痢を招く可能性がある。

表2 潰瘍性大腸炎における栄養療法

	活動期	非活動期
エネルギー	30 ~ 35 kcal/kg/日	30 kcal/kg/日
たんぱく質	1.5 g/kg/日	1.0 ~ 1.2 g/kg/日
脂質エネルギー比	10 ~ 30% 脂肪乳剤の静脈投与	20 ~ 25%
その他	『日本人の食事摂取基準 2020 年度版』に準ずる	

活動期の重症例では腸粘膜に広範なびらんや潰瘍を生じ、頻回の下痢や血便などの消化器症状をきたす。その際は腸管安静の目的で静脈栄養が適応となる。この場合、脂肪乳剤を併用して、エネルギー源として活用する。下痢や下血による電解質異常、貧血、脱水に注意し、これらの所見があればただちに補正する。

活動期には刺激物や乳製品、高脂肪などの食事は控えめにする。消化管狭窄がある場合を除いて、食物繊維の制限は不要である。

栄養素としては、消化吸収機能が維持されているものの、下血やたんぱく質漏出を考慮し、十分なたんぱく質の摂取が必要である。

3 Chron病の特徴と栄養管理

Chron病は、10~20歳代の若年によく見られ、男女比は2:1で男性の方がかかりやすい。症状としては下痢や腹痛、発熱、体重減少、貧血などが続くのが特徴である。肛門部痔瘻も頻発する。潰瘍性大腸炎との違いは、Chron病は消化管のどの位置にも炎症を起こす可能性があるという点である。一方で、潰瘍性大腸炎は大腸だけに炎症が生じる。

血液検査では、貧血、栄養状態の悪化、炎症に関する項目の悪化などがみられる。自覚症状や血液検査の異常が続く場合にクローン病を疑い、消化管内視鏡検査やバリウムを用いたX線検査、バルーン内視鏡検査等を行う。内視鏡検査や手術の際に同時に採取される検体の病理検査の所見や、肛門病変の所見などが診断に有用な場合もある（表3）。

表3 Chron病の重症度分類

項目	重症度分類		
	重症	中等症	軽症
1. CDAI※	450 <	220 ～ 450	150 ～ 220
2. 合併症	腸閉塞、膿瘍、など	明らかな腸閉塞などなし	なし
3. 炎症（CRP 値）	高度上昇	明らかな上昇	わずかな上昇
4. 治療反応	不良	軽症治療に反応しない	ー

※ CDAI（Chron's disease activity index）：便性状、 複数、 一般状態、 症状や所見、 止痢剤使用の有無、 腹部膨隆、 Ht、 体重の8つの変数のスコアを合計したもの（Best WR, et al. Gastroenterology 1976; 70: 439-444）
日本消化器病学会編. 炎症性腸疾患（IBD）診療ガイドライン2016：南江堂；2016. より

治療としては、内科治療（栄養療法や薬物療法など）と外科治療がある。内科治療が主体となるが、腸閉塞や穿孔、膿瘍などの合併症には外科治療が必要となる。内科的治療としては、活動期には、主に5-アミノサリチル酸製剤、副腎皮質ステロイドや免疫調節薬などの内服薬が用いられる。5-アミノサリチル酸製剤と免疫調節薬は、症状が改善しても、再燃 予防のために継続して投与が行われる。これらの治療が無効であった場合には、抗TNFα受容体拮抗薬が使用される。血球成分除去療法が行われることもある。高度の狭窄や穿孔、膿瘍などの合併症に対しては外科治療が行われる。その際には腸管をできるだけ温存するために、小範囲の切除や狭窄形成術などが行われることもある。

Chron病における栄養療法は、低栄養を改善するだけでなく、寛解導入効果や寛解維持効果が期待される（表4）。**経腸栄養や静脈栄養は単独で、あるいは薬物療法と併用して行われる**。**活動期における経腸栄養と静脈栄養の有用性はほぼ同等とされているため、可能な場合は経腸栄養を選択する**。

表4 Chron病における栄養療法

	活動期	非活動期
エネルギー	30 kcal/kg/日	
たんぱく質	1.5 g/kg/日	1.0 ~ 1.2 g/kg/日
脂質エネルギー比	10 ~ 30% 脂肪乳剤の静脈投与	15%以下 経口摂取では 30g 以下
その他	『日本人の食事摂取基準 2020 年度版』に準ずる ただし、病変部位による消化吸収能を考慮する	

経腸栄養では、成分栄養剤（エレンタール®等）か消化態栄養剤（ツインライン®等）を第一選択とするが、**小腸に広範な病変を認める場合は脂肪含有の少ないエレンタール®が推奨される**。十分な経腸栄養量が投与できない場合や、経腸栄養のみでは十分な栄養改善が期待できない場合は静脈栄養を併用する。

病勢が重篤な場合や腸管狭窄、瘻孔形成などの合併症を有する場合は静脈栄養（特に中心静脈栄養）の適応となる。

その他、Chron病では必須脂肪酸やビタミン、微量元素の欠乏に注意する。特に脂溶性ビタミンや亜鉛が欠乏しやすい。下痢や下血が持続する場合は電解質異常、貧血、脱水に注意する。

文献

[1] Best WR, et al. Development of a Crohn's disease activity index. National Cooperative Crohn's Disease Study. Gastroenterology. 1976; 70: 439-444.

（吉村 芳弘）

コラム18 胃切除術後に体重減少が進むのはどうしてですか？

消化器がんの中でも特に上部消化管がん（胃がん・食道がん）は，術後の体重減少が深刻な問題になることがあります。胃がん患者の多い日本では特に胃切除後の体重減少は大きな問題です。特に、胃全摘術を受けると体重は術後早期から大きく減少し、生活の質の低下や抗がん剤治療が継続できない原因となります。この問題は現在でも有効な改善策がありません。一方で、下部消化管の術後では一定の体重減少はあるものの、胃切除術ほどの深刻な体重減少は稀です。

原因にはいくつかあります。1つ目は、胃切除により食物の貯留能を喪失すること。これは肥満手術におけるルーワイ胃バイパス術やスリーブ状胃切除術などとも原理が共通しています。一度の食事で摂取できる量が制限されるため、患者の食行動に大きな負担を強いることになります。

2つ目は、消化機能の喪失です。胃は塩酸やペプシノゲンなどの消化酵素を分泌し、消化の第一段階を担います。胃切除後にはこれらの消化機能がほぼ破綻します。

3つ目は、グレリンです。胃はグレリンというホルモンを内分泌している不思議な器官です。グレリンは食欲亢進、成長ホルモン分泌などの多彩な生理作用を有します。グレリン分泌喪失による食欲低下は胃切除だけでなく、肥満手術後にも顕著に認めます。食事の工夫だけでなく、グレリンに関連する薬剤などの治療で食欲改善を目指す研究も進められています。

4-4 肝疾患（特に肝硬変）：肝臓は栄養代謝の要

これだけ覚えておこう！

❶ 肝障害では代謝が亢進し容易に飢餓に陥るため、高エネルギー、高たんぱく質を

❷ BMI25 以上の慢性肝炎、NASH 患者は 2 型糖尿病に準じた食事管理を

❸ 非代償性肝硬変患者の低アルブミン血症、肝性脳症には BCAA が有効

❹ 病期や食事量に合わせて LES（late evening snack）の導入や少量頻回食を提供

1 肝疾患の基本的知識

肝臓の働き

肝臓は人体で最大の臓器であり、代謝の全般に関わる重要な臓器である。肝臓の働きは多岐にわたり、特に三大栄養素の代謝において中心的な役割を果たすため（表1）、体の中の化学工場と言われている。**肝臓の働きは大きく代謝・解毒・生成・血糖調整の 4 つ**に分けられる（表2）。予備能力に優れており多少のダメージでは症状が現れない。

肝疾患について

肝疾患の原因には、肝炎ウイルス・自己免疫性・代謝性・アルコール性などがある（表3）。ウイルスによる肝障害が多くを占めるが、その割合は近年減少傾向である。代わってアルコール性やNASHなど非ウイルス性の肝障害が増加している。

表1 三大栄養素の代謝

炭水化物
糖質はブドウ糖となり門脈を通り各臓器でエネルギー源として利用される グリコーゲンとして肝臓に貯蔵され、必要に応じてブドウ糖に分解され血中に放出される
たんぱく質
腸管内でアミノ酸に分解され門脈を通じて肝細胞に運ばれる 肝細胞は吸収されたアミノ酸を組織固有のタンパク質に再合成する
脂肪
腸管内で吸収されリンパ管を経由して肝臓へ運ばれる 肝細胞内でリポタンパク質となった後全身の脂肪細胞に送られ中性脂肪として貯蔵される

表2 肝臓の働き

肝臓の主な働き	
代謝・貯蔵	摂取した栄養素をからだで使える形に変えて貯蔵
解毒・分解	外因性の異物（薬剤、化学物質、食品添加物）や、内因性の有害物質（アンモニアや乳酸など）を分解し無毒化する。水溶性の物質に変換され胆汁中や尿中に排泄される
血糖調節	空腹時には糖を産生し摂食時には糖を取り込むことにより、血糖を一定に維持
胆汁生成	コレステロールと胆汁酸から脂肪の消化吸収に関わる胆汁を生成する
	脂肪の消化吸収を終えた胆汁は小腸下部で吸収され肝臓へと戻る（腸肝循環）
血液凝固因子の生成	プロトロンビンやフィブリノゲンなど血液凝固に重要な役割を果たす物質を生成

表3 肝疾患の原因

ウイルス感染	A 型肝炎ウイルス：ウイルスに汚染された水・食物を介して感染
	B 型肝炎ウイルス：血液・体液を介して感染
	C 型肝炎ウイルス：輸血や血液製剤、汚染された注射器や針によって感染
栄養代謝	アルコール性：長期にわたる過剰な飲酒（純エタノール換算 60g/日 以上）が原因
	非アルコール性脂肪性肝炎：食生活の乱れや内臓肥満等、生活習慣病に起因（NAFLD）
その他	薬剤性：薬やサプリメントが原因
	自己免疫性：何らかの原因により自らの肝細胞を自分の免疫が破壊してしまう

② 肝疾患の栄養管理

肝臓は栄養代謝の要であるため、肝臓に障害が出ると多くの栄養素が影響を受け栄養障害が進行する。肝疾患では病態や代謝の特徴を把握した上で、早期に栄養スクリーニングやアセスメントを行いながら栄養療法を進める必要がある。

急性肝不全の栄養管理

急性肝不全・劇症肝炎では急速に栄養障害が進行するため容易に飢餓状態に陥る。しかし、劇症肝炎などの重篤な肝疾患においては過剰な栄養投与は代謝的負荷となり、反対に栄養量が不足すると治療効果が得られない。劇症肝炎を中心とする急性肝不全では肝性脳症による意識障害が出現するため食物摂取は困難な場合が多く、栄養管理の基本は経腸栄養ないし中心静脈栄養となる。中心静脈栄養ではブドウ糖中心の補液が選択される。

急性肝不全では安静時エネルギー消費量がHarris-Benedict式から求めた値より20〜30％増加している[1]。しかし、糖利用率が低下しているため、**25 kcal/kg/日（1200 ～ 1600 kcal程度）またはREE×1.2〜1.4を目標**とする。劇症肝炎では肝グリコーゲンの枯渇および糖新生の破綻、抗インスリン血症による低血糖が生じるため、血糖のモニタリングを行い適宜、経腸的ないし経静脈的にブドウ糖を投与する必要がある（表4）[2]。肝細胞壊死による尿素サイクルの機能不全が高アンモニア血症を引き起こすため、アミノ酸製剤（肝不全用含む）や脂肪製剤使用は原則禁忌である。

表4 急性肝不全の栄養管理

1. 有効性が示された栄養療法は存在しない（エビデンスが不足）
2. 1日の栄養必要量を満たすような栄養投与よりも代謝の安定が優先
3. 低血糖に注意し、経腸的あるいは経静脈的にブドウ糖を投与する
4. アミノ酸投与は控える
5. BCAAの使用は肝予備能をみながら慎重に行う

脂肪肝・非アルコール性脂肪性肝疾患（NAFLD）

NAFLDとはアルコールを除く様々な原因で起こる脂肪肝の総称であり、近年増加傾向である。大部分は肥満・糖尿病・脂質代謝異常・高血圧などの生活習慣病を伴っておりメタボリックシンドロームの肝臓病と考えられている。一方で低体重や極端な低栄養状態の場合にもNAFLDと同様の病態を示すことがあり、栄養障害性脂肪肝と呼ばれる。

治療の基本は食事・運動療法などで生活習慣病を改め、背景にある糖尿病などの内科的疾患を是正することである。

アルコール性肝障害

アルコール依存症は飲酒中心の生活となっており、食事量が少ないため低栄養状態の患者が多い。反対に肥満や糖尿病を合併している過栄養患者も多いため、患者背景を踏まえ個々に合わせた栄養管理を行う必要がある。また、長期間の飲酒によるビタミンB1欠乏でウェルニッケ脳症や大球性貧血を伴っている場合がある。

肝硬変

肝硬変は慢性肝疾患の終末像である。黄疸・腹水・肝性脳症の有無により代償期と非代償期に分けられる。**肝硬変の栄養障害は主に食欲不振、消化吸収障害、エネルギー必要量の増加に起因する**。これらは低アルブミン血症、浮腫、肝性脳症、糖尿病、サルコペニアなどの症状を誘発し予後に影響を与える。栄養療法の目的としては、栄養状態の改善、肝機能向上、腹水や肝性脳症、糖尿病など合併症の予防、QOLの改善である。

近年では生活習慣の変化に伴い、PEM (Protein energy malnutrition=たんぱく質・エネルギー欠乏) とは逆に肥満を伴った肝硬変患者も増えてきているため、体格 (BMI) を考慮した栄養管理を行う。

② 肝硬変の栄養管理

エネルギー目標量 (生活強度を目安にする)

耐糖能異常なし：25～35 kcal/kg/日

耐糖能異常あり：25 kcal/kg/日　　＊標準体重

低栄養：35～40 kcal/kg/日

たんぱく質目標量

タンパク不耐症なし：1.0～1.2 g/kg/日

タンパク不耐症あり：低たんぱく食0.5～0.7 g/kg/日　＋　BCAA併用

低栄養：1.2～1.5 g/kg/日

健常人と比較するとたんぱく質必要量は増加しており、基本的に制限は行わない。

肝性脳症時のたんぱく質制限は窒素平衡をマイナスにしたんぱく分解が促進されるので推奨されていない。食事由来のタンパク質を減らし、BCAAの摂取を増やす。

脂質目標量

エネルギー比：20〜30％

塩分制限

腹水貯留・浮腫を軽減する目的で5〜7 g/日

減塩により食事摂取量が減らないよう注意する必要がある。

鉄制限

血清フェリチンが基準値以上の場合に6〜7 mg/日とする。

LES（late evening snack）

グリコーゲン貯蔵量の減少により、短時間の絶食でも容易に飢餓状態に陥り低栄養となる。就寝中の絶食が健常人の2〜3日の絶食に値するため、就寝前に1日の目標エネルギー量のうち200 kcal程度を摂取。BCAA含有が推奨される。

分割食

食事が十分でない場合は、経口栄養剤、経腸栄養、静脈栄養を併用する。

一度に多く食べられない場合は少量頻回食を検討する。

飲水制限

末期の肝不全では腹水制御のため500〜1,000 mL/日の飲水制限を行う。

文献

[1] Walsh TS, et al. Energy expenditure in acetaminophen-induced fulminant hepatic failure. Crit Care Med. 2000; 28: 649-654.

[2] 日本版重症患者の栄養療法ガイドライン 総論2016&病態別2017（J-CCNTG）ダイジェスト版. 真興交易医書出版部, 2018.

[3] 肝硬変診療ガイドライン2020改訂第3版. 南江堂, 2020. フローチャート：栄養療法.

（工藤 舞）

コラム19 肝硬変患者にはどのようなLESがおすすめですか？

肝硬変患者ではわずか10時間程度の絶食でも肝臓のグリコーゲンが枯渇します。

早朝の飢餓状態を避けるため就寝前に200 kcal程度の軽食を摂取することが勧められています。LESの内容としては、エネルギー源になるものやBCAAを多く含む食材が望ましいとされています。毎日食べるため簡単手軽に準備ができ、就寝前に食べるため胃もたれせず容易に消化吸収されるものがよいでしょう。

食品だと例えばおにぎり、ロールパン、食パン、バナナ、牛乳、カステラ、栄養補助飲料のカロリーメイトゼリー、ヘパスなどもおすすめです。

食事が十分に摂れているが低アルブミン血症が見られる非代償性肝硬変患者には、食品に加え分岐鎖アミノ酸製剤（リーバクト®、ヘパアクト®など）を、食事が不十分な場合は肝不全用経口栄養剤（アミノレバン®）をLESに取り入れると、肝性脳症の予防・改善だけではなく栄養状態の改善が期待されます。

4-5 心疾患（特に心不全）：心負荷の軽減を目指す栄養療法

これだけ覚えておこう！

❶ 病態を理解し、食欲不振が認められる場合は原因の確認

❷ 体液コントロールは塩分（ナトリウム）コントロール

❸「見えない塩分」への配慮

1 心不全の基本知識

「心不全」とは「なんらかの心臓機能障害、すなわち、心臓に器質的および/あるいは機能的異常が生じて心ポンプ機能の代償機転が破綻した結果、呼吸困難・倦怠感や浮腫が出現し、それに伴い運動耐容能が低下する臨床症候群」と定義されている[1]。

心臓は左右に心房と心室の4つの部屋に分かれており、それぞれが全身に血液を運ぶポンプの役割をしている。弁膜症や虚血性心疾患、不整脈、高血圧等の原因により、心ポンプ機能が低下することが心不全の主な病態である（図1）[2]。心機能の低下により、心拍出量の減少や末梢循環不全、肺や体循環系のうっ血が現れる。

2 心不全における低栄養の原因

心不全では、筋蛋白の異化と同化のバランスが容易に崩れるために低栄養となるリスクが高い。さらに、心不全増悪などによる急性心不全の入院では、慢性心不全の場合と比較して、①炎症性サイトカイン、カテコラミン系、ナトリウム利

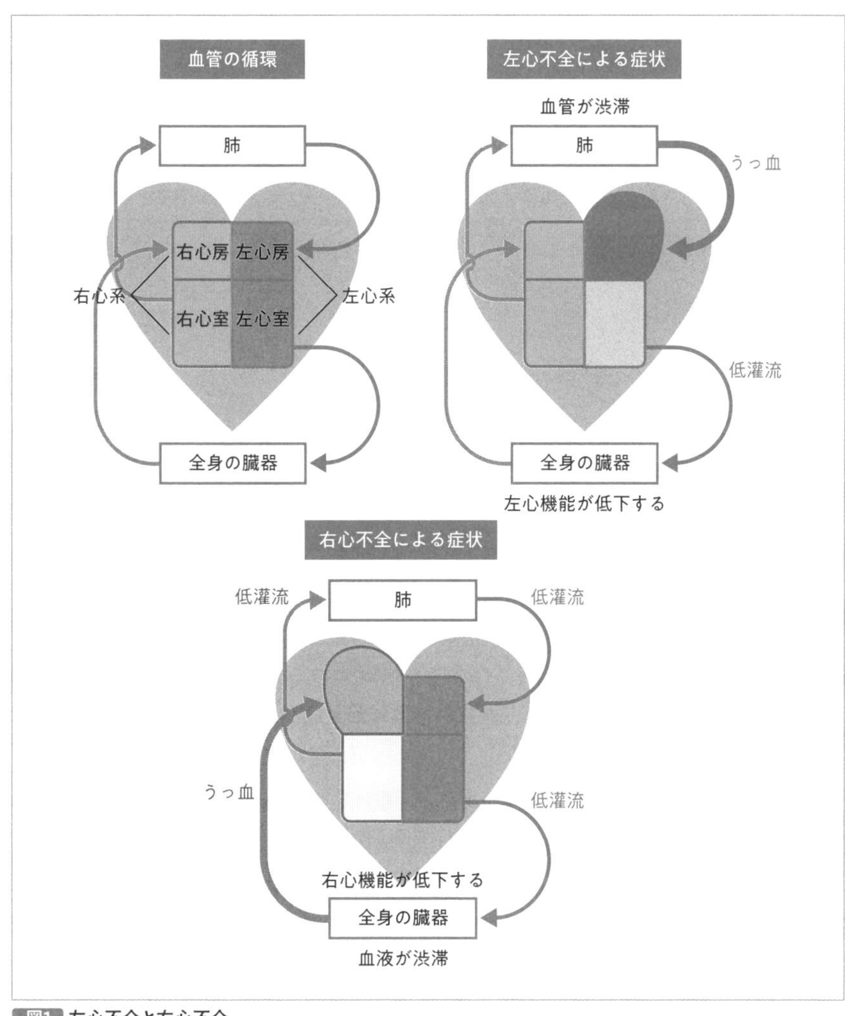

図1 左心不全と右心不全

尿ペプチド系のさらなる活性化による蛋白質異化、脂肪分解の亢進、②努力呼吸による呼吸筋仕事量の増加、③肝うっ血によるアルブミン生成低下、④腸管浮腫による栄養素の吸収低下、⑤食事摂取量の減少などの理由からサルコペニアを引き起こしやすい。急性心不全の病態は時間軸を意識して、より早期にうっ血と低心拍出を解除することが重要である。

③ 心不全の栄養管理

体液コントロール

治療の主体はうっ血の解除である。水分管理のモニタリング項目は、①心機能（心エコー、心電図）、②水分出納（尿量、浮腫、IVC、心胸比）、③呼吸状態、④循環状態（血圧、昇圧剤、HR、尿量、胸部レントゲン）等が挙げられる。これらを組み合わせて、病状把握を行う。

体内ナトリウム量は細胞外液量を規定する。減塩は体液コントロールへつながる。全身水分量が増加すると、心拍出量を維持するために負担がかかる。**塩分を摂取すると口渇感からさらに飲水量が増加し、体液量の増加から心負荷が増加する**。塩分摂取量 1 gの増加により、体内の水分量は 200〜300 mL増える。

人の味覚において、15〜29歳の味覚閾値を 100とした場合、75〜89歳の酸味や甘味の閾値はほとんど変化しないが、塩味は 400以上になる。**高齢者は、若年時に食塩 1 gで感じていた塩味を食塩 4 gでも感じづらい**[4]。塩味の味覚閾値の上昇で、減塩食は喫食量低下に拍車をかける。一方で、食欲不振等の出現により食事量が半分になった場合には、塩分制限をなくしたハーフ食等の対応をすることで、体内に入る塩分量も半分にするなどの工夫ができる。

水分制限の基準は、年齢によって異なる（表1）。主治医へ確認し、最低必要水分量＋ α を算出して評価する。見落とされがちなのが、食事からの水分量である。飲水や輸液量の評価は多くの職種でも可能だが、食事から体内に取り込まれる水分摂取量の評価には管理栄養士が積極的に関わるべきである。全粥と米飯では、主食に含まれる水分含有量は 23 g/100 gあたりの差が生まれる[5]。副食の水分量も食事量に比例して水分含有量が変化する。自施設の提供献立に含まれる平均水分量を確認しておくとよい。

表1 水分制限の基準

年齢	必要水分量
25～55 歳	35mL/体重kg/日 ± α
56～64 歳	30mL/体重kg/日 ± α
65 歳以上	25mL/体重kg/日 ± α

食欲不振時の対応

心不全の患者は喫食量低下のリスクが高い。その原因が何か把握して対処する必要がある。水分管理による減塩による影響も考えられるが、病状による影響も考えられる。

左心不全による心拍出量低下の場合、症状として易疲労感や倦怠感がある。その影響で食事時間が長くなる。疲労感の出現は喫食量を低下させる。このような場合、**少量・高カロリーや栄養補助食品を活用して、食事時間の短縮を行うことで、十分な栄養量を確保**することができるかもしれない。1回の食事内容調整や分割食にして栄養摂取量を増やすなどの対応もできるだろう。

肺うっ血による呼吸苦や呼吸困難が出現している場合は対応が異なる。嚥下時の鼻咽腔閉鎖で一瞬呼吸が止まるため、食事自体が呼吸苦を増悪させる場合がある。ストローの使用や麺類等はさらに呼吸数を減少させる可能性があり、呼吸苦を増悪させるかもしれない。**水分はコップに移して提供したり、麺類は一口大の大きさにカットしたりして提供するなどの調理・配膳方法による工夫**で対応できる。

右心不全では体循環のうっ血が生じる。体循環のうっ血で肝うっ血が生じ、肝機能障害を引き起こす。さらに、腸管浮腫により下痢や腸蠕動運動の低下等の消化器症状や、腹部膨満感が出現する。この場合は、消化器症状に応じた食事の調整を実施する。**下痢による消化吸収障害は低栄養や脱水のきっかけにもなるため、排便状況を確認する**。

在宅での食事管理

心不全の食事管理として塩分制限は重要である。重症心不全では3g以下/日の塩分制限が推奨されており[6]、軽症心不全は7g以下/日、高血圧症では塩分は6g未満/日の制限がそれぞれ推奨されている[7]。

日本の食文化は古来より、海に囲まれた地形から塩を多用しており、「塩味」のものが多い。高齢者は塩味の閾値が上昇することにより、塩分を必要以上に摂取する傾向にある。薄味にすることも大切だが、塩分摂取量自体を減らすこともできる。パンやうどん等の穀類の加工食品や、かまぼこやちくわ等の練り製品には、味を調えたり、歯ごたえを出したりするために相当量の塩分が使用されている（表2）。これらの食品は手軽に調理・喫食できることもあり、気づかぬうちに「見えない塩分」を摂取している可能性がある。薄味の減塩指導の継続は、日頃から調味料を計量する習慣のない人にとっては、長続きしない。また薄味により食事摂取量の低下を招き、フレイル・サルコペニアへつながる。患者背景も理解した栄養管理や食事指導が望まれる。

表2 食品の塩分含有量（1食あたり）

食品名	塩分含有量
食パン　６枚切り１枚	0.8g
ロールパン　１個	0.4g
そうめん（乾）　２束	4.3g
うどん（冷凍）　１玉	1.0g
そば（冷凍）　１玉	0g
ちくわ　１本	0.3g
さつま揚げ　１枚	0.9g
ロースハム　１枚	0.25g
ベーコン　１枚	0.4g
ウインナーソーセージ　３本	1.1g

文献

[1] 筒井裕之. 急性・慢性心不全治療ガイドライン（2017年改訂版）. ライフサイエンス, 2018年3月23日発行, P.10.
[2] 近森正幸監, 宮澤靖編. 近森栄養ケアマニュアル. 医歯薬出版, 2013, P.50.
[3] 厚生労働省　令和元年（2019）人口動態統計月報年計（概数）の概況.
[4] COOPER RM, et al. The effect of age on taste sensitivity. J Gerontol. 1959; 14: 56-58.
[5] 文部科学省. 日本食品標準成分表2020年版（八訂）. https://www.mext.go.jp/a_menu/syokuhinseibun/mext_01110.html（2021年5月27日アクセス）
[6] 筒井裕之. 急性・慢性心不全治療ガイドライン（2017年改訂版）. ライフサイエンス, 2018年3月23日発行. P.105.
[7] 日本高血圧学会高血圧症治療ガイドライン作成委員会編. 高血圧治療ガイドライン2019. ライフサイエンス出版, 2019年4月25日発行. P.64.

（福島 宏美）

コラム20 心不全治療における体重増加は望ましくないことですか？

ヒトの体内には体液（水分）が存在しています。それは①ファーストスペース（細胞内の細胞内液）、②セカンドスペース（細胞外の細胞外液＝血漿・間質液）、そして、③サードスペース（血漿や間質液が染み出し、貯留した部位）があります。普段は①②にしか体液は存在しません。しかし、体が何らかの原因により、体液は③サードスペースへ移動します。

ファーストスペースである細胞内液は細胞壁により、水分量はほとんど変化しません。しかし、セカンドスペースやサードスペースの水分量は病状によって変化していきます。

心不全の場合も同様に、体重増加はセカンドスペースまたはサードスペースの体液量が増加していると考えます。

セカンドスペースの体液貯留は、循環血液量の増加を表しており、心ポンプ機能に負担をかけます。また、体循環でのうっ血を引き起こし、臓器を含めた浮腫の原因にもなります。

サードスペースの場合は、浮腫として現れてきます。それは表面的に現れてくるものばかりでなく、下痢や腸蠕動の低下等の原因となる腸管浮腫や呼吸困難の原因となる肺水腫があります。

これらの状態により、体重増加は心臓への負担が増加することを示唆しています。

ただし、低栄養で体重減少となると話は別です。低体重や低BMIの心不全患者は予後不良という報告もあります。

そのためにも、心不全治療では丁寧な栄養管理が必要であり、体重増減にも慎重な判断が求められます。

4-6 呼吸器疾患（特にCOPD）：体重減少を制御するためには

これだけ覚えておこう！

❶ COPD診断では肺機能検査で気道の閉塞性障害の有無を判定する

❷ COPDでは呼吸筋の消費エネルギー量が430kcal～720kcal/日と健常者の約10倍に

❸ 栄養療法では十分なエネルギー補給、分岐鎖アミノ酸強化、少量頻回食を推奨

1 COPDの基礎知識

COPDの病態

慢性閉塞性肺疾患（COPD：chronic obstructive pulmonary disease）は慢性気管支炎や肺気腫と呼ばれてきた病気の総称で、たばこ煙を主とする有害物質を長期に吸入曝露することで生じた肺の炎症性疾患である。近年、COPDによる死亡者数は頭打ちになっていたが、2018年に1997年以降で最高値を記録した（図1）[1]。NICE（Nippon COPD epidemiological）の研究によれば、わが国でのCOPDの発症率は、40歳以上で8.6％、患者数は530万人と推定されている[2]。しかし、2017年の厚生労働省患者調査によると、COPDと診断された患者数は約22万人であり、大多数が未診断、未治療の状態であることが考えられる。

COPDの主な原因は喫煙であり、喫煙者と喫煙経験のある者が非喫煙者よりも発症しやすく、高齢になるほど発症する傾向にある。元来、喫煙者には例外なく末梢気道の呼吸細気管支領域に炎症がみられ、咳や痰、気管支の狭窄によって空気の流れが低下する。また、気管支が枝分かれした奥にある肺胞が破壊され肺気腫となる。肺気腫になると酸素の取り込みや二酸化炭素を排出する機能が低下し、

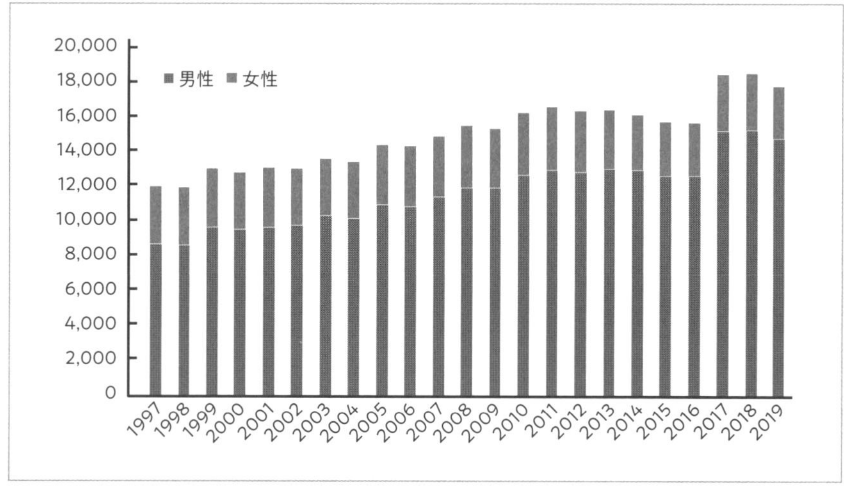

図1 日本におけるCOPD患者の死亡者数

[1]より

呼吸不全となる。そのため、歩行時や階段昇降など、体を動かした時に息切れを感じる労作時の呼吸困難や慢性の咳や痰が症状としてみられる。一部の患者では、喘鳴や発作性呼吸困難などの喘息のような症状を合併する場合もある。

COPDの診断

長期の喫煙歴があり、労作時の呼吸困難（息切れ）や湿性咳嗽があればCOPDが疑われる。確定診断には肺機能検査（スパイロメトリー）を行い、努力性肺活量（FVC）と1秒量（FEV_1）の比率である1秒率（FEV_1 /FVC）の値から気道の閉塞性障害の有無を判定する。気管支拡張薬を吸入した後の1秒率が70％未満で、閉塞性障害をきたすその他の疾患を除外できればCOPDと診断できる。COPDの病期は気道閉塞の障害の程度で分類されており、指標として予測1秒量に対する比率（対標準1秒量：%FEV_1）を用いる（表1）[3]。COPDの併存疾患には全身性炎症、栄養障害、サルコペニア、心・血管疾患、骨粗鬆症、代謝性疾患、抑うつ、糖尿病、睡眠障害、緑内障、および貧血などが挙げられる。特に**全身性炎症は栄養障害等のリスクと関連している[4]ため、併存疾患も含めた評価が重要である**。

表1 COPDの病期分類

病期		定義
Ⅰ期	軽度の気流閉塞	% FEV_1 ≧ 80%
Ⅱ期	中等度の気流閉塞	50% ≦ % FEV_1 < 80%
Ⅲ期	高度の気流閉塞	30% ≦ % FEV_1 < 50%
Ⅳ期	きわめて高度の気流閉塞	% FEV_1 < 30%

気管支拡張薬吸入後のFEV_1/FVC70%未満が必須条件
[3]より

COPDが栄養状態に与える影響

COPDで呼吸不全状態が続く場合、体重が減少する傾向にある。その原因は大きく分けて2種類あり、呼吸機能不全による「エネルギー必要量の増加」と「エネルギー摂取量の減少」である。COPD患者における代謝亢進として、換気効率の低下による呼吸筋の仕事量および酸素消費量の増加から、肺の過膨張・横隔膜の平坦化・気道閉塞を引き起こす。健常人の呼吸筋の消費エネルギー量は36～76 kcal/日であるのに対し、COPD患者では換気努力が増加し、呼吸困難が引き起こされるため、**呼吸筋の消費エネルギー量は430 kcal～720 kcal/日と健常人の約10倍に達する**[5]。また、COPD患者では**安静時エネルギー消費量が同年代健常人の1.2～1.4倍に増大し、体重減少患者では体重正常患者よりもさらに有意に増大する**[6]。

COPD患者では、**肺の過膨張や横隔膜位置低下により、少量の栄養摂取でも早期に腹部膨満感が起こり、呼吸困難に伴う食欲低下のため、エネルギー摂取量が減少する**。また、**COPD患者の65%が主観的な嚥下困難感を訴え、49%に何らかの摂食嚥下障害を認める**[7]。呼吸困難による身体活動量の低下や抑うつ状態、TNF-α等のアディポサイトカインの増加、摂食調節ホルモンとしての脂質代謝に関連するレプチンの分泌低下、グレリンの食欲抑制ホルモンの分泌亢進などが生じ、エネルギー摂取量の減少を引き起こす。

以上のように、COPD患者ではエネルギー消耗が著しいにもかかわらず、十分な栄養摂取ができない状態にあるため、呼吸筋の消耗、たんぱく質やエネルギー両方の不足による低栄養状態（PEM：protein-energy malnutrition）および、免疫機能の低下が起こり、悪循環に陥る。

② COPDの栄養管理

COPD患者の栄養スクリーニング

COPD患者に対する栄養スクリーニング指標としては、体重の維持・増加を評価するために、**食習慣、食事・栄養摂取量、食事摂取時の臨床症状の有無をはじめ、体重、体組成分析、血清アルブミン値等の生化学検査、呼吸筋力、骨格筋力、嚥下状態、エネルギー代謝量、および免疫能等を用いて、総合的に評価をする必要**がある。低栄養状態を評価する代表的な指標に血清アルブミン値があるが、COPDではトランスサイレチン、レチノール結合タンパク、およびトランスフェリン等のrapid turnover protein（RTP）を使うことが多く、可能であれば、血漿アミノ酸分析（分岐鎖アミノ酸/芳香族アミノ酸比）等の評価を行うことが望ましい（表2）[3]。

表2 推奨される栄養評価項目

必須の栄養評価項目
● 体重、体重変化 ● 食習慣 ● 食事摂取時の臨床症状の有無
行うことが望ましい評価項目
● 食事調査（栄養摂取量の解析） ● 簡易栄養状態評価表（MNA-SF） ● 骨格筋量 ● 血清アルブミン ● 握力
可能であれば行う評価項目
● 安静時エネルギー消費量（REE） ● Rapid turnover protein（RTP） ● 血漿アミノ酸分析（BCAA/AAA） ● 呼吸筋力 ● 免疫能

IBW：80≦% IBW＜90：軽度低下、 70≦% IBW＜80：中等度低下、 % IBW＜70：高度低下
BMI：低体重<18.5、 標準体重18.5～24.9、 体重過多25.0～29.9
[3]より

COPD患者の栄養療法

COPD患者の栄養療法として、**①体重維持のための十分なエネルギー補給、②筋蛋白異化を防ぐ分岐鎖アミノ酸強化、③少量頻回食（横隔膜圧迫による早期腹部膨満感などの為）、などが推奨されている**。COPD患者は安定期には経口栄養補

給療法を中心に、総エネルギー摂取量の目標を実測REEもしくは、Harris-Benedictの式より求めた基礎代謝量の1.5〜1.7倍として設定する。食事摂取量を増やすことが困難な場合や、%IBWが90%未満の体重減少および進行性の体重減少が認められた場合は、経腸栄養剤や栄養補助食品による栄養補給療法を考慮する（図2）[8]。特に、FFM（fat-free mass）の減少が予測される中等度以上の体重減少患者（%IBW＜80%）は栄養補給療法の絶対的適応とする。エネルギー代謝に影響するリンをはじめ、カリウム、カルシウム、およびマグネシウムは呼吸筋の機能維持に重要である。また、ビタミンDが欠乏しているCOPD患者に対し、ビタミンDを投与することで中等度〜重度のCOPD患者の増悪を抑制するとの報告もある[9]。

栄養状態の改善には十分なエネルギー量の投与を最優先し、少なくとも効果が現れる4週間〜8週間を到達目安とし、これを3ヶ月以上の継続が必要と考えられる。しかし、栄養療法単独ではCOPDの十分な治療にはならないことが示唆されており、非特異的なタンパク同化作用のある運動療法とともにエネルギー摂取量を増加させることが最善と考えられている。

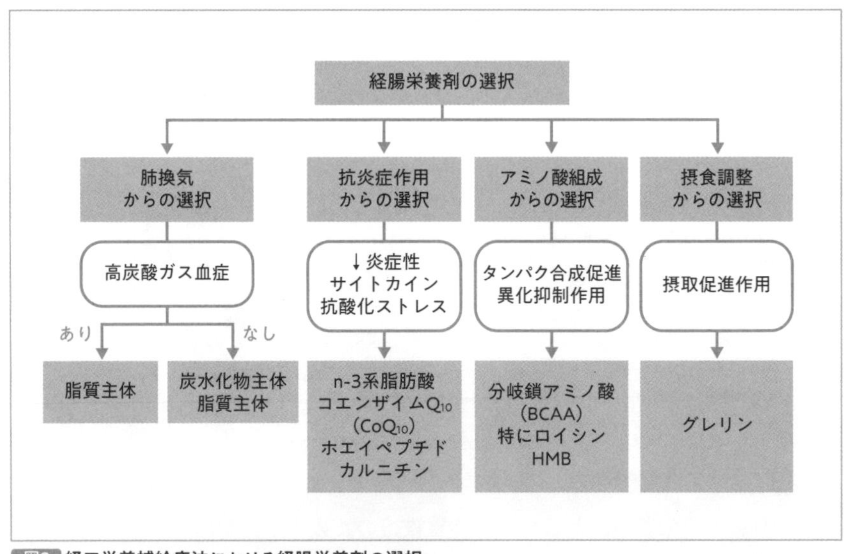

図2 経口栄養補給療法における経腸栄養剤の選択

文献

[1] 厚生労働省. 令和元年（2019）人口動態統計（確定数）の概況. https://www.mhlw.go.jp/toukei/saikin/hw/jinkou/kakutei19/index.html（2021年5月27日アクセス）

[2] Fukuchi Y, et al. : Prevalence of chronic obstructive pulmonary disease in Japan : Results from the Nippon COPD epidemiology（NICE）study. Eur Respir J. 2001 ; 18（33）: 275.

[3] 日本呼吸器学会COPDガイドライン第5版作成委員会（編）. COPD（慢性閉塞性肺疾患）診断と治療のためのガイドライン 2018 第5版. メディカルレビュー社, 2018.

[4] Gan WQ, et al. Association between chronic obstructive pulmonary disease and systemic inflammation: a systematic review and a meta-analysis. Thorax. 2004; 59: 574-580.

[5] Levison H, et al. Ventilatory cost of exercise in chronic obstructive pulmonary disease. J Appl Physiol. 1968; 25: 21-27.

[6] 夫彰啓, 他. 慢性肺気腫患者のエネルギー代謝. 日呼吸会誌. 1998; 36: 10-17.

[7] Good-Fratturelli MD, et al. Prevalence and nature of dysphagia in VA patients with COPD referred for videofluoroscopic swallow examination. J Commun Disord. 2000; 33: 93-110.

[8] 岡田晋吾. キーワードでわかる臨床栄養 令和版 栄養で治す！基礎から実践まで. 羊土社, 2020.

[9] Jolliffe DA, et al. Vitamin D to prevent exacerbations of COPD: systematic review and meta-analysis of individual participant data from randomised controlled trials. Thorax. 2019; 74: 337-345.

（備瀬 隆広）

コラム 21 気管挿管中の経口摂取は禁忌ですか？

気管挿管の方法は口腔を経由する経口挿管と鼻腔を経由する経鼻挿管、外科的に気管を切開する気管切開があります。いずれの気管挿管でも経口摂取は可能ですが、リスクが伴います。特に、経口挿管と鼻腔挿管では喉頭を気管チューブが通過するため、食物の通過には少なからず支障があります。しかし、禁忌ではありません。十分なリスクマネジメント下に多職種で経口摂取の適応を考慮し、誤嚥の有無を注意深く観察することが必須です。

気管切開でも経口摂取は可能です。しかし、いずれの気道確保でも嚥下機能が著しく低下している可能性があります。気管カニューレ挿入による喉頭挙上運動の阻害、声門下圧の低下に伴う声門閉鎖力の低下、声帯内転・外転運動の低下、感覚低下および咳嗽力低下による気道防御力の障害、過剰に膨らんだカフによる食道の圧迫などがその原因として考えられています。

気管切開患者の嚥下評価として改訂エバンスブルーダイテスト（MEBDT：the modified Evan's blue dye test）があります。この評価方法は、半固形物や液体に色素（食用色素、いわゆる食紅）を付けた食物を食べてもらい、気切孔やサイドチューブから吸引した際に青い色素の有無を確認する評価方法です。誤嚥の有無を確認するためにはVEやVFが必要ですが、MEBDTは簡便であることから気管切開患者の嚥下評価のファーストチョイスとして有効だと考えられています。

4-7 腎疾患：栄養療法が予後を改善する

これだけ覚えておこう！

❶ CKD治療は薬物療法、食事療法、日常生活の管理（運動療法含む）が3本柱

❷ CKD患者は高率に低栄養を合併する

❸ たんぱく質制限はサルコペニアやフレイル、糖尿病合併患者ではエビデンスが不十分

1 CKDの病態

慢性腎臓病（chronic kidney disease：CKD）は、蛋白尿などをはじめとする腎疾患の存在を示す所見、もしくは腎機能低下（糸球体濾過量値が60 mL/分/1.73 m^2未満）が3ヶ月以上持続する病態と定義される[1]。CKDの重症度分類を表1に示す。

CKDは、生活習慣病と高齢化を背景にその存在感を増しており、新たな国民病とも言われている。CKDの早期発見のために、健康診断でもクレアチニン（Cr）と尿蛋白の測定が行われるようになってきた。現時点でCrは、法定健診（企業における定期健康診断）の必須項目ではないため、職場によっては健康診断でクレアチニンを測定していないところもある。

高齢者や多疾患合併患者ではCKDが見逃されている場合がある。そのため、食事指導や栄養療法を行う際は腎機能をチェックする。

日常臨床ではeGFRは血清Cr濃度を用いて計算される。そのため、厳密にeGFR-creatと表記することもある（表2）。しかし、Crの多くは筋肉に存在しており、サルコペニア患者では体内のCr量が減少するためeGFRは腎機能に関係なく高値

表1 CKDの重症度分類

原疾患		蛋白尿区分		A1	A2	A3
糖尿病		尿アルブミン定量（mg/日） 尿アルブミン/Cr比（mg/gCr）		正常	微量アルブミン尿	顕性アルブミン尿
				30未満	30～299	300以上
高血圧 腎炎 多発性嚢胞腎 移植腎 不明 その他		尿蛋白定量（g/日） 尿蛋白/Cr比（g/gCr）		正常	軽度尿蛋白	高度尿蛋白
				0.15未満	0.15～0.49	0.50以上
GFR区分（mL/分/1.73m²）	G1	正常または高値	≧90			
	G2	正常または軽度低下	60～89			
	G3a	軽度～中等度低下	45～59			
	G3b	中等度～高度低下	30～44			
	G4	高度低下	15～29			
	G5	末期腎不全（ESRD）	<15			

重症度は原疾患・GFR区分・蛋白尿区分を合わせたステージにより評価する。
□ ■ ■ ■ の順にステージが重症化する。（KDIGO CKD guideline2012を日本人用に改変）
日本腎臓学会編．CKD診療ガイド2012．より

表2 日本人の標準的な体格のeGFRの計算式

男性
eGFRcreat（mL/分/1.73 m²）＝194 × $Cr^{-1.094}$ × 年齢（歳）$^{-0.287}$
女性
eGFRcreat（mL/分/1.73 m²）＝194 × $Cr^{-1.094}$ × 年齢（歳）$^{-0.287}$ × 0.739

Cr：血清Cr濃度（mg/dL）
日本腎臓学会編．CKD診療ガイド2012．より

になる場合がある。シスタチンCはCrと異なり、筋肉量の影響を受けないため、Crよりも正確に腎機能の評価ができる。そのため、よりシスタチンCを用いてeGFRを算出（eGFRcysと表記）するとより正確に腎機能を評価できる。

CKD特有の栄養障害としてProtein energy wasting（PEW）が注目されている。PEWとは，国際腎臓病栄養代謝学会によると，CKDに伴った蛋白質とエネルギー源の貯蔵が減少した栄養障害と提唱されている。**PEWの診断基準には，①生化学検査，②体格の変化または体重の減少，③筋肉量の減少，④栄養摂取量の減少，が含まれている**。3項目以上が満たされた場合にPEWと診断される。PEWには低栄養だけでなく，尿毒素，炎症，蛋白異化亢進，代謝性アシドーシス，身体機能の低下，透析，合併症などが関与している。

② CKDの治療と予防

CKDの治療は薬物療法、食事療法、日常生活の管理（運動療法含む）が３本柱である。CKDの治療の目的は、CKDの進行抑制と、CKD進行に伴うCKD-mineral and bone disorder（CKD-MBD、慢性腎臓病に伴う骨・ミネラル代謝異常）の治療、末期腎不全と心血管疾患の発症、進行阻止、抑制である。同時に禁煙、栄養療法、運動療法、薬物療法を実践し、各ステージの程度に応じた対策を講じる。生活習慣は個人差もあるため、個々に応じた介入、治療が肝要である。

薬物療法には、血圧管理、血糖管理、脂質管理、貧血管理、骨ミネラル代謝の管理が含まれる。日常生活の管理には禁煙や肥満の解消が含まれる。また、近年は腎臓リハビリテーションの概念が確立しており、活動的な生活に加えてレジスタンストレーニングの有効性も示されている。

加齢に伴うリスク管理も重要で、CKD-MBDにおける管理や糖尿病を合併している場合、また75歳以上の高齢CKD患者においては排泄機能も低下しており、投与される機会の多いRA系阻害薬や利尿薬，ビタミンD製剤などの用量調節については注意が必要である。

CKD患者のフレイルは、腎機能、生命予後、透析導入の増悪因子と言われている。CKD患者のサルコペニアの頻度も高く、早期の段階から身体機能の低下がみられ、ステージの進行とともに、身体機能低下が進行する。身体活動の低下、転倒、骨折の増加、入院、要介護状態、施設入所の増加、医療費の増大、ポリファーマシーなど身体的、社会的、精神的影響も大きく、特にCKD患者においては生命予後にも悪影響を及ぼす。

以上より、CKD患者に対してICF（国際生活機能分類）の視点からの全人的評価が重要であり、日常生活動作の評価、栄養評価、身体機能・筋機能・筋量の評価、摂食嚥下評価等を行う必要がある。

③ CKDにおける栄養療法

CKD患者は低栄養が認められやすい傾向にある。**CKDの保存期で20～80％、**

透析期では23～73％に栄養障害がみられ、ステージの進行により栄養障害の頻度は上昇する。そのため、ステージの進行を抑制するために、CKDの療養指導にスキルのある管理栄養士が栄養管理を行う必要がある。

CKDの栄養療法の中心は、たんぱく質制限、塩分制限、カリウム制限、リン制限である（表3）。

表3 CKDの栄養療法と治療効果

栄養療法	治療効果
たんぱく質制限	CKDの進行抑制
	尿蛋白の減少
	高窒素血症の抑制
	代謝性アシドーシスの抑制
	腎性貧血の進行抑制
塩分制限	高血圧の抑制
	浮腫の抑制
	尿蛋白量の減少
	CKDの進行抑制
カリウム制限	高カリウム血症の抑制
リン制限	高リン血症、低カリウム血症の抑制
	2次性副甲状腺機能亢進症の抑制

保存期CKD患者におけるたんぱく質制限に最も期待される効果は、新規透析導入までの期間の延長と、腎不全に伴う代謝異常の是正である。しかし、PEWリスクの高い高齢者にたんぱく質制限を指導する場合は、十分なエネルギー量の確保と、活動的な生活や運動をセットで指導する必要がある。CKDステージG4～G5患者がサルコペニアやフレイルを合併した場合は、たんぱく質制限で病態が悪化するリスクがあるため、厳格な制限は行わないことを検討する。糖尿病患者では、たんぱく質制限のエビデンスが不十分なため、積極的には推奨できない。**透析期CKD患者ではたんぱく質摂取量が全体的に少ないため、十分なエネルギーとともに必要量のたんぱく質を摂取する必要がある**。

塩分制限については、高血圧、尿蛋白の抑制とCVD（Cardiovascular disease：心血管疾患）予防のため、6 g/日未満の食塩摂取制限が推奨されている。ただし、過度の減塩は害となる可能性があるため、3 gを目安として個々の症例に応じて下限を設定する。

生活習慣の是正も腎機能の程度に応じた対策を個々に応じて実践することが重要であり、低栄養およびそのリスクについても正しい知識で考慮、または介入する必要がある。

CKD患者の食事摂取状況についての評価も必要で、慢性腎不全の90％に歯科疾患があり、透析を受けている患者の口腔汚染は80％に上ると言われている。口腔機能障害とCKDステージは関連があることも明らかになっており、喫食量、食事内容についても把握しておくことは重要である[2]。

文献

[1] 日本腎臓学会編. エビデンスに基づくCKDガイドライン2018. 東京医学社. 2018.

[2] Shiraishi A, et al. Association of impaired oral health status with chronic kidney disease in post-acute rehabilitation. Gerodontology. 2020 Dec 27. doi: 10.1111/ger.12527. Online ahead of print.

（白石 愛）

コラム22 サルコペニアの慢性腎臓病患者に対するたんぱく質制限はどうしたらよいですか？

近年注目されていることが、サルコペニアを合併した高齢CKD患者へのたんぱく質制限です。骨格筋の材料はたんぱく質です。サルコペニア患者が安易にたんぱく質を制限すると骨格筋がさらに萎縮して、サルコペニアが悪化するリスクがあります。それならば、サルコペニア合併のCKD患者に対して、どの程度のたんぱく質制限を行うべきなのかという指標がほしいところですが、残念ながらエビデンスが不足しています。年齢や身体的自立度、生命予後とサルコペニアのリスクを総合的に鑑みて、オーダーメイドのたんぱく質の提供を行う必要があります。いずれにしても、十分なエネルギー量を確保し、体重はできるだけ維持することが重要です。

CKD患者は病識が乏しいことも多く、予防や治療が後回しになりがちです。医原性のサルコペニアや低栄養の予防も繰り返し教育・指導しておかないといけません。疾患を診る、のではなく、患者を診る視点が大事だと考えます。

4-8 糖尿病：カロリー制限は時代遅れ！糖尿病は個別化対応の時代へ

これだけ覚えておこう！

❶ 糖尿病の診断はHbA1cだけでは不可

❷ サルコペニアやフレイルの観点から、食事療法では「個別化」を図ることが重要

❸ 高齢者では生活動作などから血糖コントロール目標が3つにカテゴライズ

① 糖尿病の疫学

国際糖尿病連合（IDF）によると、世界の糖尿病人口は爆発的増加にあり、2015年現在で糖尿病有病者数は4億1,500万人に上り、有効な対策を施さなければ2040年までに6億4,200万人に増加すると予測している。

国内においては、平成28年の厚生労働省の「国民健康・栄養調査」によると「糖尿病が強く疑われる者」の割合は、12.1％であり、男女別にみると男性16.3％、女性9.3％であった。「糖尿病の可能性を否定できない者」の割合は12.1％であり、男女別にみると男性12.2％、女性12.1％である。「糖尿病が強く疑われる者」は約1,000万人と推計され、平成9年以降増加している。また、「糖尿病の可能性を否定できない者」も約1,000万人とされる。

「糖尿病が強く疑われる者」のうち、現在治療を受けている者の割合は76.6％である。男女別にみると男性で78.7％、女性で74.1％であり、性・年齢階級別にみると、40歳代男性では治療を受けている割合が他の年代よりも低い。

2001～2010年の糖尿病患者の寿命は男性71.4歳、女性75.1歳であり、30年前と比較すると男性で+8.3歳、女性で+10.2歳の延伸がみられる。

② 糖尿病の分類と診断

糖尿病は成因と病態の両面から分類される（表1）。糖尿病の疑いがある場合、まず問診にて現病歴、既往歴、家族歴など病歴を確認する。その他主訴、受診の動機、体重歴、妊娠・出産歴、糖尿病と診断されている場合には治療歴についても確認する。身体所見のポイントは、皮膚、眼、口腔、下肢、神経系の異常所見をチェックする[1]。

表1 糖尿病と糖代謝異常

Ⅰ．1型 膵β細胞の破壊、通常は絶対的インスリン欠乏に陥る A. 自己免疫性 B. 特発性
Ⅱ．2型 インスリン分泌低下を主体とするものと、インスリン抵抗性が主体で、それにインスリンの相対的不足を伴うものなどがある。
Ⅲ．その他の特定の機序、疾患によるもの A. 遺伝因子として遺伝子異常が同定されたもの ①膵β細胞機能に関わる遺伝子異常 ②インスリン作用の伝達機構に関わる遺伝子異常 B. 他の疾患、条件に伴うもの ①膵外分泌疾患 ②内分泌疾患 ③肝疾患 ④薬剤や化学物質によるもの ⑤感染症 ⑥免疫機序による稀な病態 ⑦その他の遺伝的症候群で糖尿病を伴うことの多いもの
Ⅳ．妊娠糖尿病

[1]より

糖尿病の診断は早朝空腹時血糖やHbA1cなどの複数の項目を組み合わせて行う（表2）。HbA1cは赤血球寿命との関連があり、出血、鉄欠乏性貧血の回復期、溶血性疾患や肝硬変で低値をとり、また様々な異常ヘモグロビン症でも平均血糖値と乖離した値になるので注意する。

表2 糖代謝異常の判定区分と判定基準

①早朝空腹時血糖値 126mg/dL 以上	①～④のいずれかが確認された場合は「糖尿病型」と判定する。
②75gOGTT 検査で 2 時間値 200mg/dL 以上	
③随時血糖値 200mg/dL 以上	
④HbA1c が 6.5% 以上	
⑤早朝空腹時血糖値 110mg/dL 未満	⑤および⑥の血糖値が確認された場合には「正常型」と判定する。
⑥75gOGTT 検査で 2 時間値 140mg/dL 未満	

[1]より

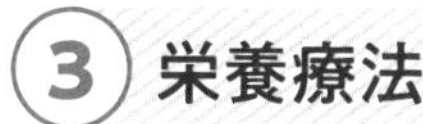

3 栄養療法

糖尿病治療の目的は、健康寿命の延伸と非糖尿病者と変わらない生活の質を維持することであり、日常の中で高血糖による意識障害や感染症、合併症を予防することにある。糖尿病治療には食事療法、運動療法、薬物療法があるがここでは基本である食事療法について述べる。

エネルギー摂取量

年齢、性別、身体状況（やせや肥満）、身体活動量、病態などを考慮しエネルギーを設定する（表3）。

表3 エネルギー摂取量

エネルギー摂取量＝目標体重 ×エネルギー係数
★目標体重（kg）の目安------ 総死亡が最も低い BMI は年齢によって異なり、一定の幅があることを考慮し、以下の式から算出する 65 歳未満　：[身長（m）^{2}] ×22 前期高齢者（65～74 歳）：[身長（m）^{2}] ×22～25 後期高齢者（75 歳以上）：[身長（m）^{2}] ×22～25 75 歳以上の後期高齢者では現体重に基づき、フレイル、（基本的）ADL、併発症、体組成、身長の短縮、摂取状況や代謝状態の評価を踏まえ、適宜判断する。
★エネルギー係数は身体活動レベルならびに病態に基づいたエネルギー必要量（kcal/kg 目標体重）、高齢者のフレイル予防では、身体活動レベルより大きい係数を設定できる。また、肥満で減量を図る場合には、身体活動レベルより小さい係数を設定できる。いずれにおいても、目標体重と現体重との間に大きな乖離がある場合には、以下を参考に柔軟に係数を設定する 軽い労作（大部分が座位の静的活動）　25～30kcal/kg 目標体重 普通の労作（座位中心だが通勤・家事、軽い運動を含む）　30～35kcal/kg 目標体重 重い労作（力仕事、活発な運動習慣がある）　35～kcal/kg 目標体重

[1]より

<table>
<tr><th></th><th colspan="2">カテゴリーⅠ</th><th>カテゴリーⅡ</th><th>カテゴリーⅢ</th></tr>
<tr><td>患者の特徴・健康状態</td><td colspan="2">①認知機能正常
かつ
②ADL 自立</td><td>①軽度認知障害～軽度認知症
または
②手段的 ADL 低下、基本的 ADL 自立</td><td>①中等度以上の認知症
または
②基本的 ADL 低下
または
③多くの併存疾患や機能障害</td></tr>
</table>

<table>
<tr><td rowspan="3">重症低血圧が危惧される薬剤（インスリン製剤、グリニド薬など）の使用</td><td>なし</td><td colspan="2">7.0% 未満</td><td>7.0% 未満</td><td>8.0%未満</td></tr>
<tr><td rowspan="2">あり</td><td>65 歳以上
75 歳未満</td><td>75 歳以上</td><td rowspan="2">8.0% 未満
（下限 7.0%）</td><td rowspan="2">8.5%未満
（下限 7.5%）</td></tr>
<tr><td>7.5%未満
（下限
6.5%）</td><td>8.0%未満
（下限
7.0%）</td></tr>
</table>

治療目標は、年齢、罹患期間、低血糖の危険性、サポート体制などに加え、高齢者では認知機能や基本的ADL、手段的ADL、併存疾患なども考慮して個別に設定する。ただし、加齢に伴って重症低血糖の危険性が高くなることに十分注意する。

図1 高齢者糖尿病の血糖コントロール目標（HbA1c値）

[1]より

糖尿病＝エネルギー制限と連想しやすいが、近年は高齢化やサルコペニア、フレイルの病態を考慮し単一的なエネルギー制限は推奨されない。特に高齢者糖尿病の血糖コントロール目標に関しては認知機能、ADLをもとに3つのカテゴリーに分類される（図1）[1]。また、腎症の発症や進展予防からたんぱく質摂取量の上限をエネルギー摂取量の20％未満とすることが望ましいとされているが、栄養障害/サルコペニア・フレイルのリスクを有する症例では、重度の腎機能障害がなければ十分なタンパク質を摂るようにする。当院では高齢糖尿病患者にも十分なエネルギー補給を行うため、たんぱく質補給に加え、中鎖脂肪酸（MCT）の補給を行うなどしている。高齢者だけでなく、『糖尿病診療ガイドライン 2019』では対応の「個別化」を図るよう記されており、ひとりひとりに対応した、患者自身が継続可能な栄養管理計画が求められる。

栄養素の構成

一般的には炭水化物は指示エネルギー量の40〜60％とし、さらに食物繊維豊富な食物を選択する（1日20g以上）。たんぱく質は20％までとして残りを脂質とするが、25％を超える場合には飽和脂肪酸を減らすなど脂肪酸組成に留意する。ビタミンやミネラルも必要量を満たすよう摂取する。食塩摂取量は6g未満が推奨される。アルコールは1日25g程度までに留め、肝疾患や合併症など問題のある症例では禁酒とする[1]。

文献

[1] 日本糖尿病学会編．糖尿病治療ガイド2020-2021：文光堂：2020.

（上野 いずみ）

コラム23 サルコペニアの糖尿病患者に対するエネルギー制限はどう考えたら良いですか？

当院では基本的に制限しません。エネルギー制限でサルコペニア増悪をきたせば、筋肉量減少に伴うブドウ糖取り込み悪化により、結果的に糖代謝悪化を招きます。また、サルコペニア増悪によって活動量が減り、インスリン抵抗性悪化、合併症進展、寝たきり、そして褥瘡…。決して大げさではなく、サルコペニアの糖尿病患者に対するエネルギー制限は負のスパイラルの序章です。

ただ、栄養組成はしっかり確認すべきです。加齢に伴い、自宅での調理が億劫になり炭水化物頼りの食事でなかったか、たんぱく質や脂質、ビタミン、微量元素は十分に摂れているか。アンバランスがあれば、炭水化物比率の是正、糖質以外でのエネルギー強化方法を患者さんにできる方法で指導します。

慢性的高血糖があり改善が急がれる場合は、血糖降下薬や強化インスリン療法を行いながら栄養・運動療法を実施します。内服薬をチェックし、高齢者に推奨されないSGLT2阻害薬などがいつまでも処方されサルコペニアを助長していないかなどもチェックします。

特に糖尿病歴が長い患者さんほど、若年時に指導されたエネルギー『制限』が身体に沁みついています。そして、エネルギー制限を遵守するような従順な方ほど皮肉なことにサルコペニアに陥っておられます。これは私たち医療者の責任です。こういった考えに患者が縛られないためにも、「制限」という言葉は患者さんをよくみて使いたいものです。

4-9 周術期（特に消化管手術）：感染症予防と回復促進のための栄養管理

これだけ覚えておこう！

❶ 術前から低栄養を改善しよう

❷ 術式を理解して、残存機能を有効利用する

❸ 数年先に出現する可能性のある術後合併症（欠乏症）への指導も実施する

1 周術期とは

周術期とは手術前から手術後、退院までの期間を指す。手術部位の感染予防はもちろん、基礎疾患や慢性疾患のコントロール、肺炎や敗血症などの合併症予防や精神的バックアップ、活動性の低下によるサルコペニアの予防、退院後の食事を含めた生活支援など、内容は多岐にわたる。

近年は、術後だけでなく、術前の栄養管理も重要となってきている。**術前栄養療法の目的は術後合併症の予防と低栄養状態の改善（水分・電解質異常の改善を含む）である**[1]。特に、低栄養の患者への術前栄養療法は術後成績を改善させることがわかっている[1]。術後栄養療法の目的は、侵襲によって増大するエネルギー需要を充足し、異化によって失われる体構成成分を同化の方向に導くことにある[1]。これにより、入院日数の短縮や腸蠕動の早期回復の面からも推奨されており[2]、入院前からの栄養管理が求められる。

術後は残存消化管の回復や機能維持を目的に、可能な限り経口摂取あるいは経腸栄養の移行が望ましい。しかし、それらだけでは必要栄養量の確保ができない場合は、中心静脈栄養の併用を行い、栄養状態の悪化を予防する[3]。

② 各論

食道がん

食道は、口腔で咀嚼し小さくすりつぶされた食べ物が蠕動運動によって胃に送られていく管のことである。その食道にがん細胞が発生したものが食道がんである。食道がんは、飲酒や喫煙の影響が高い扁平上皮がんと、逆流性食道炎や肥満が発症要因とされている腺がんがある。食道の近くには嚥下機能に影響を与える反回神経があり、**術後の管理には嚥下障害が出現する可能性がある**[4]。

● 術前管理

食道がんは進行すると、がん化した粘膜と食べ物が触れることによる嚥下時疼痛や食道狭窄による食べ物の通過障害等の理由から、摂取栄養量の低下により低栄養を呈しやすい[1]。また、開胸と開腹が同時に行われるため侵襲も大きく、経腸栄養や静脈栄養と併用した栄養管理を行う。これは、術後合併症の発生を約10％低下させる効果が得られる[1]。

● 術後管理

胃透視などによって経口摂取可能との判断の後、経口摂取が開始となる。手術により、痰の量の増加や粘調度が増加する。また、疼痛による咳嗽力も低下する。また、腫瘍の発生場所によってはリンパ節郭清による反回神経麻痺が起こる。それによって、嚥下障害が出現し、誤嚥性肺炎の発症する可能性を高くする[4]。そのため、呼吸機能や嚥下機能の丁寧な評価が欠かせない。

食道がん患者は手術前から低栄養状態を呈している可能性が多い。経口摂取だけにこだわらず、一時的な経腸栄養や静脈栄養の併用によって栄養状態の改善を行う[6]。

胃がん

胃がんは、遺伝因子の他に、食塩の過剰摂取やヘリコバクター・ピロリ（ピロリ菌）の感染等により[4]、胃粘膜上皮から発生した悪性腫瘍である。罹患率は上昇傾向にあるが、検診や治療技術の向上により、死亡率は減少傾向にある[4]。胃がんは進行度により、治療方針や栄養療法が変わってくる。また、**胃切除後や胃全摘術後の胃の再建術式により術後に起こり得る合併症が違うため、術式の特徴をよく理解する**[4]。

術前管理

がんの進行度により、食欲不振や体重減少、貧血等の栄養障害が出現する場合がある。基礎疾患に糖尿病がある場合は、血糖コントロールが術後合併症予防に重要であり、血糖コントロールの程度や薬物療法の内容を確認する[3]。

術後管理

胃切後に問題となってくるのは、ダンピング症候群である。**循環血液量が減少して急激に血圧が下がり、冷や汗やめまいなどの症状が食後30分以内に発生する早期ダンピング症候群と、インスリンの分泌過多により、食後2～3時間くらいに起こる後期ダンピング症候群がある**[7]。これらは、噴門側を切除した場合、胃内での食べ物の貯留能力が低下する。そのため、糖質を多く含んだ浸透圧の高い食べ物が小腸に流入することが原因である。ダンピング症候群を防ぐためには、糖質を控え、ゆっくり、頻回に食事をすることで、血糖値の変動を少なくする。手術部位の早期改善のために、タンパク質は増量する[4]。

胃切除後は貧血と骨代謝障害がみられる。貧血に関しては、噴門部を切除した場合に胃底部から分泌される胃酸が減少することで鉄吸収障害をきたし、鉄欠乏性貧血が起こる。**胃全摘の場合は、5～7年後に胃内のキャッスル内因子（ビタミンB12のレセプター）欠乏による巨赤芽球性貧血という悪性貧血が起こる**[4]。術式を確認し、胃底部が残存している場合は、貧血のリスクはより少なくなる。

骨代謝障害は、カルシウムが吸収される十二指腸を手術で扱うことで、カルシウムの吸収が障害される[4]。十二指腸はカルシウムだけでなく、マグネシウムや鉄の吸収も担っている。

大腸がん

大腸がんは、大腸粘膜から生じる悪性腫瘍のこと。粘膜上皮細胞ががん化し、増殖して大腸がんとなる。S状結腸や直腸が好発部位であり、近年は罹患数、死亡数ともに増加し続けている[5]。大腸がんの場合、体重減少が予後を左右することがわかっており、栄養管理が大切である（表1）[4]。

表1 大腸がん手術患者の栄養不良

● Meduid の報告では大腸がん手術患者で、栄養不良群の合併症発生率は 52%、死亡率は 12% であったが、栄養良好群ではそれぞれ 31%、6% と低下していた
● 消化性潰瘍患者の術後で通常体重の 20% 以下の体重減少では 28 人のうち 1 人の死亡に対し 20% 以上の体重減少では 18 人中 6 人と高い死亡率を示した（Medguid, M.M.et al. : Clin. North Am., 66,P.1167~1176,1986）
● 同様の腹部手術で、栄養不良群と良好群の合併症と死亡率の比較をしたところ合併症 72% VS 29%、死亡率 23% VS 4% であり、栄養不良で呼吸機能が悪く、肺炎にかかりやすいと報告（Windor, J.A. & Hill, G.L. :Ann. Surg., 17,P.181~185,1988）

ストーマ管理

結腸がんの場合は、腸管切除とリンパ節郭清を行う。同時にストーマ（人工肛門）造設を行う（図1）[6]。腫瘍から 10cmほど離れた部位で腸管を切除し、ストーマを造設する[6]。**ストーマの造設位置が肛門に近いほど便の水分量が少なく、小腸に近いと水分と便量が増える**[6]。

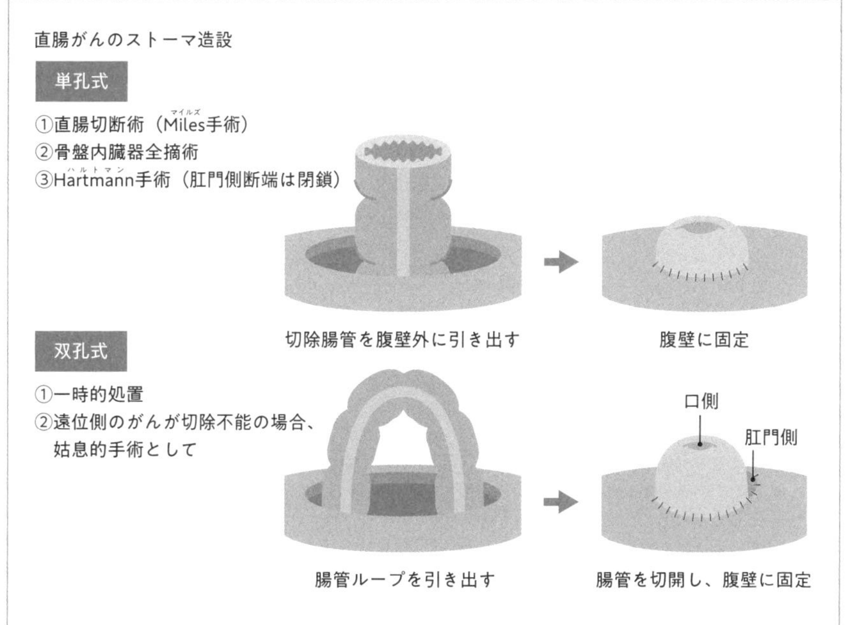

図1 開口部の数による分類

ストーマは、単孔式と双孔式の2種類がある。双孔式の場合は、将来的に腸管をつなぎ合わせるため一時的な処置としているが、単孔式の場合は、永久的にストーマを使用するため、栄養管理が必要となる。ストーマ造設後は、順調に回復して2ヶ月以上経てば、食事は手術前と同様に特別な制限の必要はない。ただし、ストーマ特有の栄養管理は継続する必要がある（表2）[4]。

表2 ストーマ患者の栄養サポート

食事制限
• 手術後順調に回復して2ヶ月以上たてば、食事は手術前と同様に特別な制限はなし。ただし、アレルギーを経験したことのある食物や、下痢を起こしやすい食物は避けた方がよい
食事に対する特別な注意
• 食事に対する特別な注意はないが、次の事柄に配慮する ①規則正しく食事をとる ②術前の食生活を参考にする ③食物は基本的には、下痢をしやすいもの、便秘しやすいものなどあるが個人差がある。術前の食生活を振り返って自分の体にその食物が合うかどうかを知るためには、日を改めて再度試してみるのも一つの方法 ④バランスがとれた食事をとる
下痢や便秘になったら
• 食事の摂り方が原因である場合や、精神的なもの、環境の変化が原因となっている場合がある。思いあたる原因がないのに下痢や便秘が続く場合は、勝手に薬を飲まず主治医に相談 • 1日の排泄量が1,000mLを超える水様便が続き、強い疲労を感じる場合も主治医に相談
ガスが出やすい
• ガスは空気を飲み込むことが主な原因 • ストローを使ってジュースを飲んだり、たばこを吸ったりすることもガスの原因 • ガスを発生しやすい食品を多く食べたときは、ガスを少なくする食品を意識してとるとよい

文献

[1] 日本臨床栄養代謝学会編．JsPEHテキストブック．南江堂，2021，PP.429-434.
[2] 日本外科感染症学会編．消化器外科SSI予防のための周術期管理ガイドライン2018．診断と治療社，2018，P.154.
[3] 近森正幸監修．近森栄養ケアマニュアル：医歯薬出版：2013，25.
[4] 宮澤靖．消化器疾患・病態のしくみと栄養サポート　根拠に基づくアプローチ！日総研出版，2017.
[5] 佐藤千史他．人体の構造と機能から見た　病態生理ビジュアルマップ[2]消化器疾患．医学書院，2010，P.18.
[6] 医療情報科学研究所．病気がみえる　VOL.1　消化器　第4版．メディックメディア，2010.

（福島 宏美）

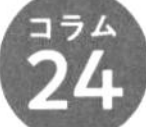

コラム24 周術期の静脈栄養で高血糖に困っています。どう対処したらいいですか？

周術期は、外科的侵襲により炎症性サイトカインが一気に生産され、免疫機能が著明に低下し、易感染性状態となります。同時に代謝亢進や異化亢進が起こり、必要エネルギー量が増大します。体内では、骨格筋やグリコーゲン、脂肪を分解して糖新生を活発にしてより多くのエネルギーを生み出し、体内の血糖値を維持しようとします。これは、ブドウ糖を唯一のエネルギー源とする大脳を守る生体防御反応です。このように、体内で次々とブドウ糖が作り出されているところに、静脈栄養から多くのブドウ糖が投与されると、高血糖を呈します。高血糖状態は、好中球機能の低下をはじめとする免疫機能の低下、血流障害、神経障害などにより易感染状態になります。術後高血糖では、糖尿病の有無にかかわらず生体防御機能を低下させ、術後感染症合併症の発生確率を高くします。

『消化器外科SSI予防のための周術期管理ガイドライン2018』によると、周術期の高血糖に対しては、強化血糖管理の実施が推奨されています。そこでは、低血糖発生のリスクを考慮し、血糖目標値は150mg/dL以下とされています。

術後は1時間おきなど定期的に血糖測定を行い、直前の血糖値と比較しながら血糖コントロールを実施しましょう。

4-10 サルコペニア：筋肉は新しい栄養指標

これだけ覚えておこう！

❶ サルコペニアは骨格筋量の減少、筋力低下、身体機能低下を組み合わせて診断

❷ サルコペニアの治療の中心は運動と栄養

❸ 高齢者のサルコペニア予防として1.5 g / 体重kg/ 日のたんぱく質摂取を推奨

1 サルコペニアの基本知識

サルコペニアの病態

サルコペニアは健康障害のリスクが高まった進行性かつ全身性の骨格筋疾患と定義されている。サルコ（sarco）は肉・筋肉、ペニア（penia）は減少・消失を意味するギリシャ語である。サルコペニアの原因は多岐にわたるが、加齢以外に要因がないものを「一次性サルコペニア」、加齢以外の要因によるものを「二次性サルコペニア」と呼ぶ。二次性サルコペニアの原因として低活動（運動不足、廃用、無重力など）、疾患（侵襲、慢性臓器不全、炎症性疾患、内分泌疾患、悪液質など）、低栄養が指摘されている（表1）[1]。

サルコペニアの診断基準

サルコペニアの診断基準は国際的に統一した基準がまだ定まっていないが、**骨格筋量の減少、筋力低下、身体機能低下を組み合わせて診断**するという流れは国際的に共通している。2019年に発表されたAsian Working Group for Sarcopeniaのコンセンサス論文（AWGS2019）でも骨格筋量減少、筋力低下、身体機能低下

表1 サルコペニアの分類と原因

一次性サルコペニア
加齢による影響のみで、活動・栄養・疾患の影響はない
二次性サルコペニア
活動によるサルコペニア： 低活動、廃用性筋委縮、無重力 栄養によるサルコペニア： 飢餓、エネルギー摂取量不足 疾患によるサルコペニア： 侵襲： 急性疾患、炎症（手術、外傷、熱傷、急性感染症、など） 悪液質： 慢性疾患、炎症（がん、慢性心不全、慢性腎不全、慢性呼吸不全、慢性肝不全、膠原病、慢性感染症、など） 原疾患： 筋萎縮性側索硬化症、多発性筋炎、甲状腺機能亢進症、など

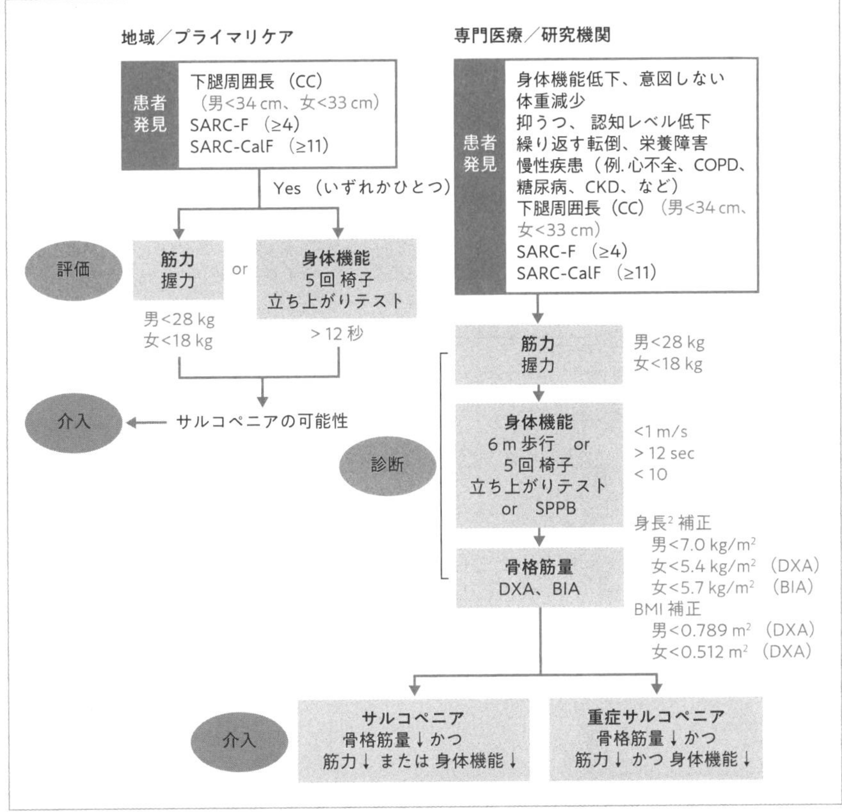

図1 AWGS2019によるサルコペニアの診断の流れ
サルコペニア診療ガイドライン2017年度版一部改訂より

が含まれている（図1）[2]。地域やプライマリケアなど骨格筋量の測定が難しい環境でも筋力低下と身体機能低下で「サルコペニアの可能性あり」の診断が可能となった。また、下腿周囲長やSARC-F、SARC-CalFなどを用いたスクリーニング法の追加や、握力や歩行速度のカットオフ値の変更、SPPB（Short physical performance battery：簡易身体能力バッテリー）や5回椅子立ち上がりテスト等の身体機能評価の追加、等がアップデートされており、診断オプションが拡大している。

サルコペニアの診療では医療連携が必要である。その際はどの病院や施設でも計測可能な指標が望ましい。例えば、栄養状態であれば体重やBMIおよびその経時的変化、骨格筋量であれば下腿周囲長、筋力であれば握力が簡便であり推奨される（図2）[3]。

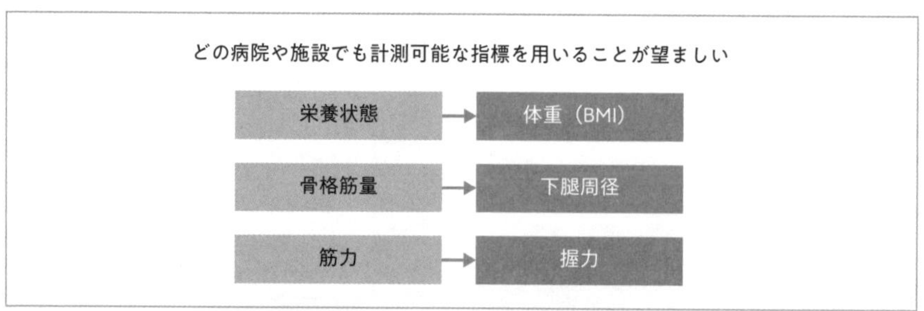

図2 高齢者モデルに必要な医療情報

サルコペニアの悪影響

地域高齢者でのサルコペニアの有症率は約10％とされ、サルコペニアがあると転倒・骨折、身体的自立度の低下、認知レベル低下、嚥下機能低下、耐糖能低下、栄養障害、死亡などのリスクが上昇する[1]。

サルコペニアは入院中に新規発症し患者アウトカムを悪化させる。急性期病院の入院高齢者の有症率は17.1〜34.7％とされ、サルコペニアがあると術後合併症、消化管縫合不全、肺炎合併症、再入院率や中長期的な全死亡率の上昇などの負のアウトカムと関連する[1]。入院前にサルコペニアを有していなかった高齢者のうち14.7％の患者が平均10日間の急性期病院での入院治療中にサルコペニアを新規発症していたことも報告されている[4]。

不必要で長期間の安静臥床、絶飲食、不適切な薬剤使用、不適切な身体抑制などの医療に関連して生じるサルコペニアを医原性サルコペニアという。医原性サルコペニアは医療行為、特に入院に関連するサルコペニアを指すことが多い。医療者がよかれと思って患者に提供する医療で患者が害を被ることは最小限にすべきである。適切な評価を行った上での早期離床、早期リハビリテーション、早期経口摂取、早期からの適切な栄養管理が医原性サルコペニアを予防するために必要不可欠である。

また、サルコペニアはリハビリテーションの効果を減弱する可能性がある。回復期にサルコペニアがあると、年齢や疾患重症度などとは独立して、身体機能や嚥下障害の改善、自宅退院復帰率が悪化することがわが国より報告されている[5]。

② サルコペニアの栄養管理

サルコペニア治療の基本は運動療法と栄養療法

サルコペニアの治療の中心は運動と栄養である。運動療法については、診療ガイドラインに「レジスタンストレーニングを含む運動療法を念頭に「サルコペニアを有する人への運動介入は、四肢骨格筋量、膝伸展筋力、通常歩行速度、最大歩行速度の改善効果があり、推奨される」と記述されている（図3）[1]。

予防 エビデンスレベル：低 推奨：強	①運動と活動的な生活 ②適切な栄養摂取、蛋白質（>1.0g/kg/日）
治療 エビデンスレベル：非常に低 推奨：弱	①運動療法（特に筋抵抗運動）で四肢筋量、膝伸展筋力、歩行速度が改善 ②必須アミノ酸を中心とする栄養治療で筋力が改善

図3 サルコペニアの予防と治療の推奨
[1]より

骨格筋増量のためには高強度、低頻度の筋抵抗運動が従来から推奨されてきたが、最近の研究では低強度で運動量を多くすることで骨格筋増量効果が期待できることがわかってきた。筋力低下や体力低下、関節機能障害を認める高齢者では、起立訓練などの強度の低い運動を十分に行うことがリスクマネジメントとしても有用である。

サルコペニアの栄養療法の推奨

栄養療法については、診療ガイドラインに「サルコペニアを有する人への必須アミノ酸を中心とする栄養介入は、膝伸展筋力の改善効果があり、推奨される。しかしながら、長期的アウトカムは明らかではない」と記述されている（図3）[1]。また、分岐鎖アミノ酸やロイシンなど機能性たんぱく質のサルコペニア改善効果も示されている[6]。現時点ではサルコペニアの栄養治療のエビデンスレベルは低いため、この領域のさらなる研究が期待される。

『日本人の食事摂取基準2020年版』では、サルコペニアやフレイルの予防を視点としたたんぱく質摂取量に関する目標量が記載された[7]。男女別、活動量別、年齢別（前期・後期高齢者別）に目標量が提言されている。健康な対象者が健康維持するために必要な最低量に関しては、成人も高齢者もおおよそ1.0 g/体重kg/日と設定されている。**高齢者のサルコペニア予防に関してはおおよそ1.5 g /体重kg/日のたんぱく質摂取を推奨している**。

医療現場では、疾患治療を優先しがちである。医原性サルコペニアを予防し、患者のアウトカムを良好にするためには、サルコペニアの評価と予防、治療が必要である。どこでも測定可能な体重やBMI、下腿周囲長、握力を全患者にスクリーニングし、質の高い栄養管理を行うべきである。栄養療法は高たんぱく質摂取が基本であるが、患者の個別性や腎機能などの医学的情報を十分に勘案する必要がある。たんぱく質の「量」が問題になる場合は、「質」を高めた分岐鎖アミノ酸やロイシンの少量摂取も検討したい。さらに、栄養療法と同時に運動療法やリハビリテーションを併用すべきである（表2）。

表2 サルコペニアに対する治療推奨

1. 栄養単独の介入のエビデンスは弱い （ビタミンD、栄養教育、地中海食）
2. 医学的に許容できる範囲で高たんぱく質を提供 （1.5 g/kg/日、分岐鎖アミノ酸、ロイシン）
3. 栄養＋運動の同時介入が望ましい （強い推奨あり）
4. 運動は筋抵抗運動を（低強度・高頻度が低リスク） （起立訓練など全身運動）

文献

[1] サルコペニア診療ガイドライン作成委員会編. サルコペニア診療ガイドライン2017年度版一部改訂. ライフサイエンス出版, 2020.

[2] Chen LK, et al. Asian Working Group for Sarcopenia: 2019 Consensus Update on Sarcopenia Diagnosis and Treatment. J Am Med Dir Assoc. 2020; 21: 300-307. e2.

[3] 吉村芳弘編著. 熊リハ発！エビデンスがわかる！つくれる！超実践リハ栄養ケースファイル. 金芳堂, 2019.

[4] Martone AM, et al. The incidence of sarcopenia among hospitalized older patients: results from the Glisten study. J Cachexia Sarcopenia Muscle. 2017; 8: 907-914.

[5] Yoshimura Y, et al. Sarcopenia is associated with worse recovery of physical function and dysphagia and a lower rate of home discharge in Japanese hospitalized adults undergoing convalescent rehabilitation. Nutrition. 2019; 61: 111-118.

[6] Yoshimura Y, et al. Effects of a leucine-enriched amino acid supplement on muscle mass, muscle strength, and physical function in post-stroke patients with sarcopenia: A randomized controlled trial. Nutrition. 2019; 58: 1-6.

[7] 伊藤 貞嘉 他監. 日本人の食事摂取基準（2020年版）. 第一出版, 2020.

（吉村 芳弘）

コラム 25 メタボからフレイルのギアチェンジってなんですか？

メタボリック症候群（いわゆるメタボ）は内臓脂肪の蓄積があり、かつ血圧、血糖、血清脂質のうち2つ以上が基準値から外れている状態を指します。日本では、腹囲が男性85 cm・女性90 cm以上で、かつ血圧・血糖・脂質の3つのうち2つ以上が基準値から外れると、「メタボ」と診断されます。読者の中にはメタボ健診でひっかかり、食事や運動などの生活指導を受けた方もおられるでしょう。

フレイルは加齢に伴い様々な臓器の機能低下や予備能力の低下が起こり、外的ストレスに対する脆弱性が亢進した状態で、種々の障害（自立度低下、転倒、入院、死亡など）に陥りやすくなった状態です。身体的なフレイルの中核因子としてサルコペニアが指摘されており、サルコペニア対策は身体的フレイル対策とオーバーラップします。厚生労働省は2020年度より75歳以上の後期高齢者を対象にフレイル健診を開始しました。

メタボ対策には体重が増えないようにコントロールしよう、フレイル対策には体重が減らないようにしようという2つの相反するメッセージがあります。メタボ対策は何歳までとか、何歳からフレイル対策を始めたらいいかということは、個人差が大きすぎて明確には示すことはできませんが、高齢者がいつまでもメタボ予防を続けると逆にフレイルのリスクが高まります。そのため、高齢化社会におけるメタボ対策からフレイル対策へのギアチェンジの重要性が指摘されています。

4-11 摂食嚥下障害：食べられないことは負の低栄養スパイラルの主要因

これだけ覚えておこう！

❶ 摂食嚥下障害は、低栄養や脱水・誤嚥性肺炎やQOLの低下を招く

❷ 摂食嚥下障害の評価は検査だけでなく、食事の評価も重要

❸ 摂食嚥下障害の治療は嚥下訓練だけでなく薬物治療、運動療法、外科的治療などあり

1 摂食嚥下障害とは

「摂食」とは、食べ物を認知し、胃に送り込むまでの食べる過程のすべてを指す。「嚥下」とは、摂食の一部であり、飲み込む動作のみを意味する。摂食障害とは、拒食症や過食症などの食欲の異常を指して用いられることが多いが、認知症による異食や、意識障害によって食事が困難な状態も含む。摂食嚥下障害は、簡略化して嚥下障害と呼ばれることもあり、嚥下運動の障害のみを指しているわけではなく、捕食や咀嚼などの障害も含む場合が多く、用語の使用には注意が必要である。摂食嚥下障害の原因は、器質的原因・機能的原因・心理的原因の3つに大きく分けられており（表1）[1]、中でも最も多いのは脳卒中である。近年では老嚥（加齢に伴う嚥下障害）やサルコペニアによる嚥下障害も注目されている。

嚥下障害を呈すると、栄養障害や脱水、肺炎などの呼吸器合併症、食べる楽しみの減少・消失などの問題につながる[2][3]。

表1 摂食嚥下障害の原因

器質的原因	
口腔・咽頭	食道
舌炎、アフタ、歯槽膿漏 扁桃炎、扁桃周囲腫瘍 咽頭炎、喉頭炎、咽後腫瘍 口腔・咽頭腫瘍（良性、悪性） 口腔咽頭部の異物、術後 外からの圧迫（甲状腺腫、腫瘍など） その他	食道炎、潰瘍 ウェブ（web：膜） 憩室（Zenker） 狭窄、異物腫瘍（良性、悪性） 食道裂孔ヘルニア 外からの圧迫（頚椎症、腫瘍など） その他
機能的原因	
口腔・咽頭	食道
脳血管障害、脳腫瘍、頭部外傷 脳腫瘍、農園、多発性硬化症 バーキンンン病、筋萎縮性側索硬化症 末梢神経炎（ギランバレー症候群など） 重症筋無力症 筋ジストロフィー 筋炎（各種）、代謝性疾患 認知症、サルコペニア 薬剤の副作用 その他	脳幹部病変 アカラシア 筋炎、ミオバチー 強皮症、SLE 薬剤の副作用 くるみ割り食道 非特異的食道運動障害 逆流性食道炎 その他
心理的原因	
拒食、心身症、うつ病、うつ状態、その他	

② 摂食嚥下障害のメカニズム

摂食嚥下のメカニズムを考える際、よく用いられるモデルとして5期モデルとプロセスモデルがある。5期モデルは液体の嚥下で用いられ、①先行期（認知期）、②口腔準備期、③口腔期、④咽頭期、⑤食道期からなる。①先行期とは、食べ物を視覚や嗅覚などで知覚し、味や硬さなどを連想する過程である。認知機能の低下による摂食拒否や、食物を近づけても反応がない場合は、先行期における機能が低下していると考えられる。②口腔準備期は、捕食から咀嚼までをいう。ここでの障害では、口からのこぼれや食塊形成が不十分であることを認める。③口腔期は形成された食塊を咽頭部へ移送する過程であり、口腔内にため込んだまま飲み込めない場合は、ここでの障害で生じる。④咽頭期は食塊が咽頭に送り込まれ通過するまでを指す。この間わずか1秒以内であるが、鼻腔への逆流防止のための軟口蓋の閉鎖、誤嚥防止のための喉頭蓋や声門の閉鎖、食道への送り込みのための咽頭収縮や食道入口部の開大などが行われている。この過程が障害されると、誤嚥につながりやすい。⑤食道期は咽頭から移送された食物が食道を通り、胃まで至る過程を指す。ここでの障害には胃食道逆流などがある。

プロセスモデルは、液体嚥下とメカニズムが異なることから提唱されたモデルであり、固形物を咀嚼し、嚥下するまでの動態を説明している。主な特徴としては、食物を咀嚼しながら、食塊が喉頭蓋谷に少しずつ送り込まれていく動態で、“Stage Ⅱ transport”と命名されている。咽頭への早期流入とは異なるため、注意が必要である。

3 摂食・嚥下障害の評価

嚥下機能の評価方法として、嚥下造影検査（video fluorography：VF）や嚥下内視鏡検査（video endoscopy：VE）がゴールド・スタンダードである。しかし、実際の現場では、VFやVEなどの検査機器がない施設もある。また摂食・嚥下障害が疑われる患者すべてに実施することは難しい。そのため、**摂食・嚥下障害の診療においては、食事場面の観察やスクリーニング検査による評価が重要**となってくる。代表的なスクリーニング検査としては下記がある。唾液を30秒間に何回嚥下できるかを評価する反復唾液嚥下テスト（repetitive saliva swallowing test：RSST）や、水を用いる検査では、むせや呼吸変化、湿性嗄声を確認する水飲みテストや、改定水飲みテストがある。その他、ゼリーを用いたフードテストなどもある。上記のスクリーニング検査では、不顕性誤嚥を検出することが困難な場合もあるため、不顕性誤嚥のスクリーニングテストとして、咳テストがある。また、質問紙法によるスクリーニング検査ではEAT-10（Eating Assessment Tool-10）や聖隷式嚥下質問紙などがある。これらのスクリーニングテストは大まかな状態は把握できるが、細かい所見は把握することが難しい。あるテストでは結果が良好であるにもかかわらず、他方のテストでは結果が不良ということもある。よってスクリーニング検査だけでなく、食事場面の観察を行い、むせの頻度や呼吸状態の変化、食欲の変化や、熱発の有無などを経時的に評価する必要がある。

摂食・嚥下障害の治療

嚥下障害に対する治療として、間接的嚥下訓練と直接的嚥下訓練、その他、薬物療法や外科的治療がある。

間接的嚥下訓練

間接的嚥下訓練とは食べ物を使用しない訓練方法であり、基礎的訓練と言われている。食べ物を用いた訓練（直接的嚥下訓練）と比べて、誤嚥や窒息などのリスクが低い訓練方法である。よって、嚥下障害の重症度に関係なく実施することが可能である。間接的嚥下訓練は可能な限り早期に始めることで、嚥下機能維持・廃用性の機能低下などを予防することができる。具体的な訓練法について、表2に示すように、様々な種類と手技がある[4]。詳細は成書に譲るが、前述した嚥下機能評価に基づき、問題点に応じた訓練を行う必要がある。また、表2では間接的嚥下訓練として、口腔ケアは含まれていないが、口腔ケアは誤嚥性肺炎の予防に有効であることが示されている。

表2 間接訓練の種類

嚥下体操 頚部可動域訓練 開口訓練 口唇・舌・頬の訓練 口唇閉鎖訓練 唾液腺のアイスマッサージ 舌抵抗訓練	氷なめ訓練 前舌保持嚥下訓練 チューブ嚥下訓練 頭部挙上訓練 バルーン法 ブローイング訓練 呼吸トレーニング	LSVT プッシング・プリング訓練 冷圧刺激 のどのアイスマッサージ 体感機能向上訓練 歯肉マッサージ（ガム・ラビング） バンゲード法 過分除去（脱感作）

直接的嚥下訓練

直接的嚥下訓練とは食べ物を使用した訓練方法である。よって、間接的嚥下訓練と比べるとリスク管理に注意を配る必要がある。直接的嚥下訓練の開始にあたって、全身状態および覚醒状態の確認、口腔内汚染の状況、嚥下反射惹起の有無など、前項で挙げた嚥下機能評価を踏まえて、表3のような手技・手法を用いて訓練を実施する[4]。実際の臨床では、直接的嚥下訓練だけを用いるのではなく、表2の間接訓練や表4のような間接的嚥下訓練としても直接的嚥下訓練としても実施できる訓練法[4]を用いながら、患者の嚥下機能の改善を図り、段階的に難易度を調整していく。なお食品調整に関して、日本摂食嚥下リハビリテーション学会より、嚥下調整食の段階や基準統一のために『嚥下調整食分類2013』が作成されている（図1）[5]。施設間での食品調整の統一は困難な現状があるが、リスク管理や食におけるQOL維持のためには重要である。

表3 摂食訓練の手技・手法

嚥下の意識化 頸部回旋 交互嚥下 ストローピペット法	食品調整 スライス型ゼリー丸呑み法 一口量の調整 体幹角度調整	Chin down （頭部屈曲位・頸部屈曲位・chin tuck） 健側傾斜姿勢 一側嚥下 鼻つまみ嚥下 複数回嚥下

表4 間接的嚥下訓練としても直接的嚥下訓練としても実施できる嚥下訓練法

息こらえ嚥下法 顎突出嚥下法 咳嗽訓練、ハフィング 舌接触補助床	嚥下反射促通手技 電気刺激療法 非侵襲的脳刺激法 努力嚥下	軟口蓋挙上装置 バイオフィードバック メンデルソン手技 昭大式嚥下法 K-point 刺激

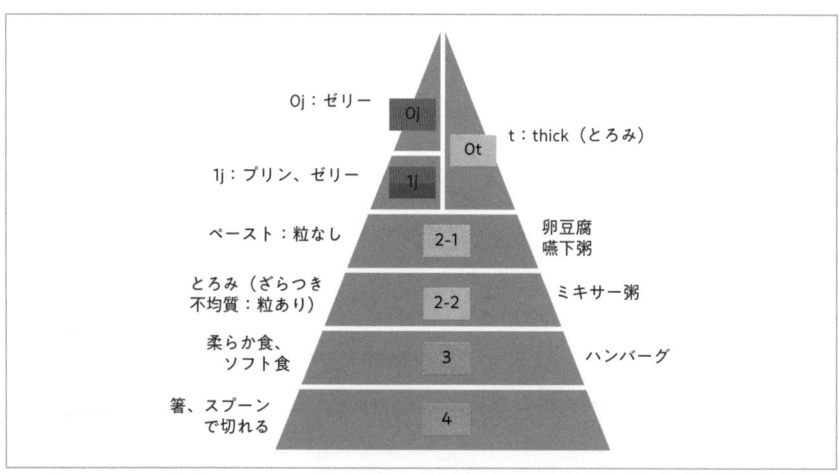

図1 嚥下調整食学会分類2013

日本摂食嚥下リハビリテーション学会編. 日本摂食嚥下リハビリテーション学会誌. 2013; 17(3): 258-259. より

その他（薬物と外科的治療）

摂食嚥下障害の治療にはリハビリテーションに加えて、薬物が用いられることもある。誤嚥性肺炎の予防効果として、アンジオテンシン変換酵素（ACE）阻害薬やアマンタジン、シロスタゾールなどがある。また、重度嚥下障害例に対しては外科的治療が用いられることもある。手技は大きく分けて、嚥下機能改善術と誤嚥防止術とがある。適応としては、リハビリテーションを継続しても経口摂取が獲得できない場合や、音声機能を失っても経口摂取を希望される場合が考慮される。

文献

[1] 藤島一郎, 他. 脳卒中の摂食嚥下障害　第3版. 医歯薬出版, 2017.
[2] Rofes L, et al. Diagnosis and management of oropharyngeal Dysphagia and its nutritional and respiratory complications in the elderly. Gastroenterol Res Pract. 2011; 2011: 818979.
[3] Tibbling L, et al. Dysphagia and its consequences in the elderly. Dysphagia. 1991;6: 200-202.
[4] 日本摂食嚥下リハビリテーション学会医療検討委員会. 訓練法のまとめ（2014版）. 日摂食嚥下リハ会誌. 2014; 18: 55-89.
[5] 嚥下食ドットコム.「嚥下調整食学会分類2013」の概要.
https://www.engesyoku.com/date/data01.html

（濵田 雄仁）

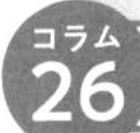

増粘剤（とろみ剤）を用いる際の工夫はありますか？

とろみ剤は、様々なメーカーから多くの種類が販売されており、どの商品を使用するべきか迷うことも多いと思います。事実、商品によって同じ量のとろみ剤を使用しても、粘度は違ってきます。そのため、日本摂食嚥下リハビリテーション学会が定めた3段階のとろみ「学会分類2013（とろみ）早見表」を基準にし、各商品のとろみの強度を確認するとよいでしょう。また、とろみ剤の主な使用目的は誤嚥予防になると思いますが、嚥下障害があるからといって、とろみを強くすればよいということではありません。反対にとろみの強度が強いと咽頭収縮が弱い方は、かえって残留しやすい状態を招き、誤嚥につながる可能性があります。そのため、とろみ強度の判断は、言語聴覚士や認定看護師などの専門家に相談し、評価してもらうことが重要となります。

さらに、実際にとろみ剤を使用する際は、攪拌の方法に注意が必要です。とろみ剤を使用する場合、攪拌が不十分だとダマになりやすいです。水分と混ぜる場合は、容器の水分を上下に切るようにして攪拌することでダマになりやすい状況を回避できます。また、液体のとろみは、経時的な変化により強度が変化するため注意が必要です。さらに、牛乳などの乳製品の液体は、通常のとろみ剤ではとろみがつきにくいです。メーカーによっては乳製品用の増粘剤も販売されているので、乳製品に使用する際は専用のとろみ剤を使用することが望ましいです。

4-12 褥創・熱傷：微量元素の管理が創傷治癒を左右する

これだけ覚えておこう！

❶ ガイドラインに多くの栄養管理の推奨あり

❷ 褥瘡・熱傷は二次性サルコペニアに含まれる

❸ 微量元素の欠乏は創傷治癒遅延につながる

① 褥瘡・熱傷の基本知識

褥瘡

褥瘡とは長時間、同一部位に局所的に圧迫力が加わる結果、圧迫部位の組織に血行障害が発生して組織が壊死に陥ることと言われている。発生のメカニズムは、①阻血性障害、②再灌流障害、③リンパ系機能障害、④細胞・組織の機械的変形の4つの機序が考えられる[1]。また、力学的要因からみたメカニズムとして「応力×時間×頻度」とも言われており、その他危険因子として①基本的能力の低下、②病的骨突出、③関節拘縮、④低栄養状態、⑤皮膚湿潤、⑥浮腫など様々な要因が複合的に関与して褥瘡が形成される。

褥瘡予防ガイドラインには、保存的治療外用薬、ドレッシング材、外科的治療、全身管理、リハビリテーション、発生予測、皮膚観察、スキンケア、体位変換、体圧分散マットレス、患者教育、アウトカムマネジメント、QOLの順で記載されており、栄養に関しては全身管理に述べられている（表1）（表2）[2]。

熱傷

熱傷とは、熱によって皮膚が損傷した状態のこと。高温のものに皮膚が一定時間以上接することで起こるが、場合によっては高温のものではなく50℃前後のも

表1 褥瘡予防ガイドラインの栄養管理に関する褥創管理の推奨（発症予防・全身管理）[2]より

CQ4.1	褥瘡発生の危険因子として、どのような基礎疾患を考慮すればよいか	C1	うっ血性心不全、骨盤骨折、脊髄損傷、糖尿病、脳血管疾患、慢性閉塞性肺疾患などを考慮してもよい
		B	周術期管理においては、特に糖尿病を考慮することが勧められる
CQ4.2	低栄養患者の褥瘡予防にはどのような栄養介入を行うとよいか	B	蛋白質・エネルギー低栄養状態（PEM）の患者に対して、疾患を考慮した上で、高エネルギー、高蛋白質のサプリメントによる補給を行うことが勧められる
CQ4.3	経口摂取が不可能な患者の栄養補給はそのようにすればよいか	C1	必要な栄養量を経腸栄養で補給するが、不可能な場合は静脈栄養による補給を行ってもよい
CQ4.4	褥瘡発生の危険因子となる低栄養状態を確認する指標には何があるか	C1	炎症や脱水などがなければ血清アルブミン値を用いてもよい
		C1	体重減少率を用いてもよい
		C1	食事摂取率（食事摂取量）を用いてもよい
		C1	高齢者にはMNA® およびMNA®-Short Form（SF）を用いてもよい
		C1	COUNT（controlling nutritional status）を用いてもよい
		C1	主観的包括的栄養評価（SGA）を用いてもよい

推奨度
A　十分な根拠があり、行うように強く勧められる
B　根拠があり、行うよう勧められる
C　根拠は限られているが、行ってもよい
C2 根拠がないので、勧められない
D　無効ないし有害である根拠があるので、行わないよう勧められる

表2 褥瘡予防ガイドラインの栄養管理に関する褥創管理の推奨（発症後の管理）[2]より

CQ4.8	褥瘡患者には栄養評価を行ったほうがよいか	C1	栄養評価を行い、必要な症例には栄養介入を行ってもよい
CQ4.9	褥瘡患者にはどのような栄養補給を行うのがよいか	B	褥瘡治癒のための必要エネルギーとして、基礎エネルギー消費量（BEE）の1.5倍以上を補給することが勧められる
		B	必要量に見合った蛋白質を補給することが勧められる
CQ4.10	褥瘡患者に特定の栄養素を補給することは有効か	C1	亜鉛、アスコルビン酸、アルギニン、L-カルノシン、n-3系脂肪酸、コラーゲン加水分解物など疾患を考慮したうえで補給してもよい
CQ4.11	褥瘡患者に対して栄養の専門職およびチームの介入は行ったほうがよいか	C1	管理栄養士や栄養サポートチーム（NST）の介入を行ってもよい
CQ4.12	褥瘡患者の栄養補給の評価に体重を用いてもよいか	B	浮腫、脱水がなければ、体重増加を用いることが勧められる

推奨度は表1と同様

のに皮膚が長時間接することで、熱傷が起こることもある。また、化学薬品や放射線などによる損傷も「化学熱傷」として熱傷に分類される。熱傷は重症度によって治療法が異なる。時には全身管理が必要になり、長期間の治療を行う必要がある。熱傷の治療や処置は、一般社団法人熱傷学会の「熱傷診療ガイドライン〔改訂第2版〕」に基づいて行われることが多い。栄養管理について、熱傷の受傷直後は、代謝異化亢進状態が続いており、それを補うためのエネルギーを供給しないと、治癒遅延や感染リスクが高くなる。そのため、成人は低脂肪炭水化物栄養を、小児患者は高たんぱくの栄養を受傷後24時間以内に、経腸栄養で投与することが推奨される[3]。

2 サルコペニアとの関係

一次性サルコペニアの原因は加齢だが、**二次性サルコペニアは、活動・栄養・疾患によるものに分類されその中に褥瘡や熱傷も含まれている**ことも考えていく必要がある。低栄養やサルコペニアは皮下脂肪層や筋肉の減少によって病的な骨突出をもたらしやすく、弾性繊維を脆弱にすることで外力への抵抗力を低下させる。そのためサルコペニアの評価が不十分であると褥瘡や熱傷の局所治療を行っても悪化、遅延し、ADLやQOLが著しく損なわれる可能性がある。また患者の年齢は様々であるが、特に高齢者の場合フレイルを伴っていることもあり、様々な要因を評価し、悪循環の原因となる必要なアミノ酸の不足や細胞エネルギー不足がないかといった創傷治癒に向けた低栄養とサルコペニア治療が重要となる。

3 創傷治癒と微量元素

創傷治癒過程では①血液凝固期②炎症期③増殖期（細胞外間マトリックスの合成と蓄積、血管新生、創の収縮、上皮形成）④成熟期において、大量のエネルギーを必要とする。その他、創傷治癒には様々な細胞が関与しており、栄養状態が悪化すると細胞活動に必要なエネルギー量供給が不足し治癒遅延を起こす。**微量栄養元素とは、各種ビタミンと微量元素の総称であり、創傷管理の中で一番必要と**

なる栄養素となる。

全身的要因の5つについて以下に解説する。

● 栄養

低蛋白血症では、繊維芽細胞の増殖が阻害され、コラーゲンやグリコサミノグリカンなどの合成が低下。低蛋白血症によって浮腫が起こると創傷治癒を妨げ、血漿総蛋白値6.0 g/dL以下、血漿アルブミン値3.0 g/dL以下になると治癒遅延、手術例では創離開や縫合不全などの術後合併症の頻度が増す。

● アミノ酸

コラーゲンのアミノ酸組成は、グリシンが約1/3、プロリン・ヒドロキプロリンが21%、アラニンが11%を占めている。これらが不足するとコラーゲン合成が阻害され、殺菌能が低下し炎症期が遷延する。

● ビタミン

ビタミンは、ヒトの体内で合成されず体外から摂取する必要がある有機物。ビタミンCはコラーゲン合成に必要とされ、欠乏症である壊血病では、創傷治癒遷延や創離開が生じる。

ビタミンKは肝臓での凝固因子に必要であり、止血機構に関係する。欠乏すると出血傾向による血腫形成、感染、創離開を引き起こしやすくなる。

● 微量元素

微量元素とは、ヒトの体内に含有されている量が鉄以下、もしくは1mg/kg以下の元素の総称をいう。鉄・銅・亜鉛・マグネシウム・カルシウムなどには、コラーゲン合成、コラーゲン架橋、上皮形成時に必要であり、これらの不足により創傷治癒遅延が起きる。鉄の吸収には十分な蛋白質とビタミンCが必要となり、不足すると貧血から組織への酸素運搬能が低下し創傷治癒に悪影響を与える。亜鉛は、細胞増殖に関わる様々な酵素の活性に重要な元素で、体内のビタミンAが正常に働くのを助ける役目をする。亜鉛の欠乏は味覚・嗅覚の低下を招き、食欲低下など栄養状態に悪影響を与えることがある。その他、マグネシウムはコラーゲン合成に必要であり、銅とカルシウムはコラゲナーゼ活性の維持に不可欠である。

● 酸素

創傷治癒過程における、コラーゲン合成、コラーゲン架橋、血管新生、上皮形成をはじめ各種代謝反応に酸素供給が不可欠となる。創傷治癒過程にある組織は通常の3〜4倍の酸素を必要とするといわれており、酸素を運搬する赤血球減少による貧血や酸素交換が障害される肺・心疾患など疾患をもった患者では創傷治癒が遅延する。

ガイドラインに記載されていた内容からもわかるように、全身状態の評価を行い栄養のアセスメントが重要となる。疾患の管理とともに、心疾患、腎疾患（糖尿病）、肝疾患など疾患によっては、栄養管理上制限して提供しなければならない栄養素があるため、疾患の状況を踏まえて、優先順位をつけた栄養管理が必要となる。褥瘡や熱傷を罹患した患者には様々な年齢的要因や社会的背景があるので、入院中はもとより退院後の栄養管理を十分に行えるよう、入院中から栄養指導を退院指導として組み込み、栄養と運動についても重要視することが今後の重要課題である。

文献

[1] 日本褥瘡学会編. 科学的根拠に基づく褥瘡局所治療ガイドライン. 照林社, 2005.
[2] 褥瘡予防・管理ガイドライン（第4版）. 褥瘡会誌（JPNJ PU）. 2015; 17: 494 G-8.
[3] 日本熱傷学会. 熱傷診療ガイドライン 改訂第2版. 2015, pp.89-106.

（小堀 加菜恵）

コラム27 完全側臥位法とはなんですか？褥瘡術後の除圧目的でも有効ですか？

褥瘡発生の要因は複雑であり、ADL低下、病的骨突出、浮腫、栄養状態、排泄失禁、圧力、体位変換など様々な要因が重なり合って起こると言われています。褥瘡が発生した場合、栄養状態を整え、褥瘡部位に今まで以上の圧力が加わらないことが一番大切となりますが、その中でも完全側臥位法があります。『褥瘡予防・管理ガイドライン（第４版）』の体位変換の予防ケア（CQ9.3）において、「ベッド上の体位変換ではどのようなポジショニングが褥瘡予防に有効か」とあり、30°側臥位、90°側臥位ともに行うよう勧められる【推奨度B】根拠があり、行うように勧められるとなっています。当院で実際に、臀部や背面にできた褥瘡治癒促進に活用しています。体を完全に横に向け、背面にクッションを置きます。後方に倒れ斜めにならないようクッションの大きさを考えて設置し下側になった肩は必ず引き出し動きを妨げないようにします。また必ず、体位変換時は患者の体格や接触面と皮膚の発赤・異常がないかなど状態を見ながら患者に合わせた変換時間の設定を行います。知覚鈍麻となっている場合、疼痛があっても訴えることができず新たな皮膚障害を起こすことも考えられます。念入りに皮膚の観察を行い新たな褥瘡形成とならないように対応していくことが大切です。

手術をせずに除圧による治癒がみられる患者も多いですが、手術となった場合、縫縮術や皮弁形成術が行われます。術後に除圧と再建した皮膚の生着と循環を促進するためにも行っています。

4-13 認知機能障害、食欲低下と摂食障害（高齢者、がん）：元気なうちからACPを

これだけ覚えておこう！

❶ 認知機能障害は認知症の食において大きな問題となる

❷ 食欲低下・摂食障害には効果的な ONS の使用法を検討する

❸ 認知症やがんの終末期はキュアからケアへ移行、元気な時期から ACP の決定を

1 認知機能障害の食の問題

認知機能障害

認知症の症状は「中核症状」と「周辺症状」に分けられる。中核症状とは記憶障害、判断力低下、見当識障害、遂行機能障害（実行機能障害）、言語障害など認知機能障害のために生じる症状であり、脳機能低下を直接反映し認知症ではほぼ常に出現する症状群であるといえる。周辺症状は、中核症状以外の症状を指し、不安・抑うつ・興奮・不眠・被害念慮・妄想などをいい、最近ではBPSD（behavior and psychological symptoms of dementia）と呼ばれる。周辺症状はすべての患者に出現するわけではないものの、残存する神経機能が外界への反応として表出されるものと考えられている。

摂食困難

摂食困難とは、認知機能障害や行動心理症状によって体内への食べ物の取り込みが減少する状態をいう[1]。認知機能障害に関連する食の問題は、記憶障害により食べたことを忘れた、失認の影響で食べ物の認識ができない、失行の影響では、

表1 認知機能低下に伴う食欲低下の原因と対策例

	食欲低下の原因（例）	対応策（例）
記憶障害	食べたことを覚えていない	食べた内容を記録に残す
失認	食べ物を認識できない	目の前で食べてみせる
失行	食器や箸の使い方がわからない	目の前で道具の使い方を一緒に行う
運動性失語	好みを伝えられない	絵や写真、本などを見せて好みを聞いてみる
視空間認知障害	箸で食事をつかめない	皿や食具の検討をする
薬の副作用	薬剤の副作用により摂取不良	どうしても必要な薬なのかを医師へ確認する
体調不良	体調不良がいえない	はい、いいえで簡単に答えられる質問をして確認する
		少し体を動かすようにする
気分不良	気分の落ち込みやうつ状態	誰かが一緒にいる、味見をしてもらい1口でも食べることからはじめる
嚥下障害	飲み込む力が弱くなってきた	食べ物の硬さや大きさを調整し、水分へのとろみの必要性を確認する
消化器症状	下痢、便秘、嘔気、嘔吐、空腹感がない	原因の排除が必要

食器や箸の使い方がわからないという状況であり、食事だけでなく生活にも支障が生じる。

行動心理症状（BPSD）が関与した食の問題は、脳の障害に伴い出現する妄想や不安に伴う食思不振、睡眠リズムの障害は、せん妄や昼夜逆転にて生活リズムが乱れる。うつ状態になれば食欲低下が出現し食事に時間を要することになる。認知症の進行に伴い重症に陥れば多くの例において体重減少、嚥下障害、拒食、経口摂取困難などの食の問題が出現する[2]。

認知症の原因疾患によっても食の問題には特徴や違いがある。例えば、脳血管型知症（VD）では血管の出血や閉塞で障害を受けた部位に限る障害（嚥下障害など）、アルツハイマー型認知症（AD）では短期記憶の障害、レビー小体型認知症（DRB）では幻視がみえることによる食事拒否、前頭側頭型認知症（FTD）は人格障害が出てくるなど疾患による特徴がある。摂食困難の背景には、先行期のみならず、準備期・口腔期・咽頭期・食道期など複数期に嚥下障害がみられることもある[1]。まとめると認知機能障害のパターン、BPSDの有無と種類、認知症の原因疾患における食の問題に関する特徴を整理する必要がある（図1）[3]。

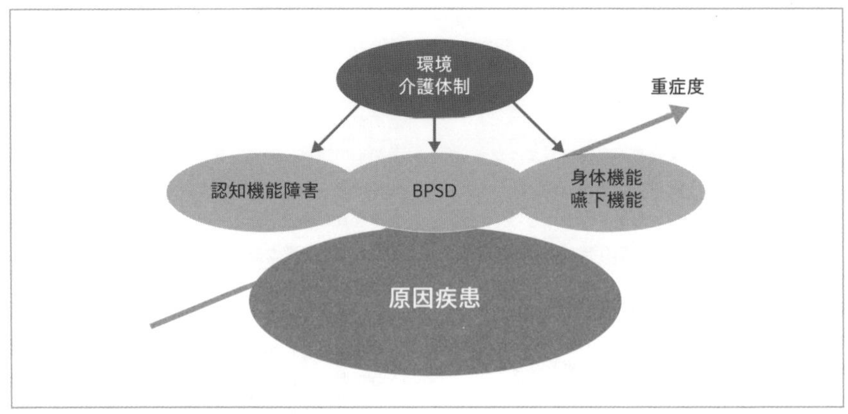

図1 認知症の食の問題に影響を与える因子

② 食欲低下と摂食障害の際の栄養療法

摂食困難は、食事場面にみる食行動をもとに3つに分類できる。食べ始めることができない「摂食開始困難」と、食事摂取量の変動や食事のペースが乱れる「食べ方の困難」、および、摂食動作が途中で止まり、自分で再開することができない「摂食中断」である[4]。また、認知症の食事の障害は、口に入れるまで（食行動の障害）と、口に入れてからの障害（嚥下障害）にも分けられる。

認知症が軽度のうちは主に食行動の障害が目立ち、重度になると嚥下障害が目立つようになる。食事の環境設定や食事支援にて摂取量の改善が可能な時期と、認知症の重症度が上がり、経口からの栄養補給が困難になった場合には、栄養補給方法の再評価が必要である。多職種から現時点での摂取状況の情報収集を行い何らかの特徴をつかみ、できるだけ少量高エネルギー対応による栄養補給とし、1回の食事で摂取量の充足が困難であれば、間食を含めて回数を増やしてみるoral nutrition supplementation（ONS）を効果的に利用する。

ONSとは、通常の食事に加え特別に医学的な目的のある食物の付加的な経口摂取と定義され、通常は液状タイプの食品であるが、粉末状、デザート、バーといったタイプでもかまわないとされている。入院高齢者を対象としたメタアナリシスでは、低栄養状態患者への死亡率や合併症減少の有用性は示されているが、低栄養患者以外の効果は示されていないことからも管理栄養士が栄養評価を行い効果的な使用が必要である。参考例としてゼリータイプやドリンクタイプの種類を 表2 に示す。補助的に追加する方法と食事内に取り入れる補給方法がある。

他の栄養療法として一時的に経腸栄養や静脈栄養を併用することも選択肢である。しかしながら、認知症患者に対する強制栄養の適応には十分な検討が必要である。

表2 ONS（=Oral Nutrition Supplementation）の種類

	食事内に混ぜる		食事＋追加・間食	
	パウダー	ペースト・液体	ドリンク	ゼリー・プリン
商品名	エンジョイプロテインFeZ、 エンジョイプロテイン（クリニコ） 日清MCTパウダー（日清オイリオ） SLプロテインパウダー、 PFCパウダー（フードケア） クッキングサプリFe、 サンファイバー（太陽化学） ミルクプロテインP-10（AiDO） 粉飴顆粒（H+Bライフサイエンス）	日清ＭＣＴオイル（日清オイリオ） 明治栄養アップペースト（明治） ニュートリーコンク2.5（ニュートリー） ハイカロッチ（AiDO） ジャネフエナップ100 ごはんにあうソース（キューピー）	クリミール、 すっきりクリミール（クリニコ） 明治メイバランス、 明治リーナレン（明治） エプリッチ（フードケア） アイソカル100、 メディミルロイシンプラス、 アイソカルクリア（ネスレ日本） プロキュア（日清オイリオ） リハデイズ（大塚） ブイ・クレスCP10（ニュートリー） レナウェルA（テルモ）	エンジョイゼリー、 エンジョイMCTゼリー、 リハタイムゼリー、 ビタミンサポートゼリー、 豆の富　（クリニコ） 明治メイバランスブリックゼリー、 明治メイバランスソフトjelly（明治） プロッカZn（ニュートリー） エプリッチゼリー（フードケア） えねぱくゼリー（キッセイ） カロリーメイトゼリー（大塚製薬） アイソカルジェリーHC、 アミノエール（ネスレ日本） MCTトウフィール、 エネプリン（日清オイリオ） リピメイン400（ヘルシーフード）

③ がんの認知機能障害

がんの摂食障害

がんの治療中に急性発症型認知機能変化である「せん妄」を引き起こし、がんの進行に伴い意識変容の頻度が高くなると報告されている[5]。

がんの化学療法や放射線療法による認知機能への影響に関する様々な研究が行われており、がんに関連した心的外傷後ストレスが認知機能低下を媒介することを示すことが報告されている[6]。

がん化学療法や放射線療法などに伴い摂食障害になることが多い。がん化学療法の副作用として摂食障害の原因となる悪心・嘔吐、味覚異常、口腔粘膜炎、食欲不振への栄養介入は、食事内容だけでなく心理的な配慮も必要である。

また、がん特有のがん悪液質が原因の体重減少や栄養不良が起こり得るため、早期からの栄養管理は重要である。多くのがん患者さんは治療中に高度の体重減少と早期より骨格筋量が減少するので、がん患者もリハビリテーションと栄養管理が重要である。

頭頸部腫瘍、食道がん、胃がん、結腸がん患者を対象とした調査では、QOLの決定因子は20％が食事摂取量、30％が体重減少である[7]ことから、がん患者においても食欲低下および体重減少を回避することが重要である。日本胃癌学会から出されている胃切除術後の食事の留意点を表3に示す。よく噛んで食べれば何でもよく、栄養価の高いものを摂取するように記載されている。

表3 胃がん術後の食事について

1. 口で補う	よく噛むことで食物が細かくされ、ある程度消化も行われる。あまり噛みすぎないようにする
2. ゆっくり食べる	詰め込むような食べ方はよくない。あまり時間をかけすぎないようにする
3. 少なめに食べる	体重を減らさないと思って無理をしてはいけない。自分に適した量は自分で決める
4. 食べてすぐ横にならない	食べたものが胃から出ていくようにする
5. 少量で栄養のあるものを食べる	油を使った食品、肉、魚、イモ、米、卵、チーズ、豆類がよい。野菜（大根や白菜）のカロリーはしれたものである
6. 水分も忘れずに一水は食事より大事	水、お茶、スポーツドリンクなどを飲んで脱水を防ぐ
7. 甘いものは食べてよい	ダンピング症状が起こったときのためにポケットにあめ玉、氷砂糖など甘いものを入れておく
8. 寝る直前は固形物を食べない	食物が胃の中にとどまり、もたれ感や逆流の原因になる
9. 何でも食べてよい	お刺身も新鮮ならば問題ない。香辛料やカレーライス、コーヒーも制限する必要はない
10. お酒は？	肝機能がよければお酒を飲んでかまわない。ビールで苦しくなったらワインか日本酒にする

がんのステージや進行状況により食欲低下の栄養補給は積極的な介入がよい場合と緩和ケアのようにシフトチェンジした方がよい時期がある。がんといっても幅広く治療内容も様々であり、認知症と同様に状況に応じた臨機応変な選択には、いずれも家族を含めた多職種による検討が必要である。

④ アドバンス・ケア・プランニング

動物は自分で食糧を探すことができなくなり、口から栄養補給が困難となったとき、死を迎える。しかし、医療の進歩により、延命治療という選択肢が加わった結果、口から食べる以外の栄養補給選択が可能となり、患者の家族を悩ませる結果も生じている。認知症やがんの終末期はキュアよりケアへと移行する。最期をどのように迎えるかの選択を迫られる。

アドバンス・ケア・プランニング（ACP＝advance care planning）とは、患者本人と家族が医療者や介護提供者と一緒に現在の病気だけでなく意思決定能力が低下する場合に備えて、本人に代わり意思決定をする人を決めておくプロセスを意味している。人間は、歳をとり病気になると現実から目を遠ざけ、死＝最期の話をすることを躊躇する。当然のことである。私見であるが、ACPや事前指示書が当たり前になるには、病気に縁がない若い時期からの教育が必要と考えている。日本人においては2人に1人ががんに罹患すると言われ、65歳以上の5人に1人は認知症になると言われている。認知症やがんの終末期では、経口摂取を続けることは至難の業である。高齢者にとって、食の問題は命の問題にもつながる。

文献

[1] 山田律子. 認知症の人の食事支援BOOK　食べる力を発揮できる環境づくり. 中央法規出版, 2013, pp.66-74.

[2] Mitchell SL, et al. The clinical course of advanced dementia. N Engl J Med. 2009; 361: 1529-1538.

[3] 品川俊一郎. それぞれの認知症疾患で生じやすい食の問題. 臨床栄養. 2017; 131: 37-42.

[4] 山田律子. 認知症者の日常生活のアセスメントとケア. 認知症ケアガイドブック. 照林社, 2016, pp.130-137.

[5] LeGrand SB. Delirium in palliative medicine: a review. J Pain Symptom Manage. 2012; 44: 583-594.

[6] Hermelink K, et al. Chemotherapy and Post-traumatic Stress in the Causation of Cognitive Dysfunction in Breast Cancer Patients. J Natl Cancer Inst. 2017; 109.

[7] Ravasco P, et al. Cancer: disease and nutrition are key determinants of patients' quality of life. Support Care Cancer. 2004; 12: 246-252.

（嶋津 さゆり）

コラム28 認知症で経口摂取を拒否される患者に対してどのような対応が望ましいでしょうか？

認知症の食事拒否理由を考える際には、認知症の診断内容、重症度および進行状況など基本情報の理解が必要です。認知症の症状は、多様な認知機能障害と行動・心理症状（behavioral and psychological symptoms of dementia：BPSD）から成り立っており、個々に応じて理由が多岐にわたります。BPSDは、介護の上でも問題となりますが、環境の調整、対応上の工夫、対症的な薬物療法で改善する可能性があるといわれており認知症においても専門的なチームアプローチは重要です。経口摂取拒否の理由を探すには、本人の行動を観察することも重要な手掛かりになります。食事面だけでなく生活面、対人面、活動状況、習慣などが糸口になる場合を経験します。栄養アセスメントと同様にいつからその状態がはじまり、どのくらい続いており、そのためにどのような状態に陥っており、解決のために何が必要なのか、目標設定をどうするのか考える必要があります。本人から発せられる言動や行動の観察は、解決のきっかけになる場合も多く貴重な情報となります。例えば昔から食べなれた食品、子どもの頃からの好物がきっかけで食べることを思い出す、また、本人にとって大切な人からの声掛けで効果がある場合もあります。できるだけ本人の情報を集めておくことも大切です。認知症は残念ながら進行を遅らせることしかできません。認知症の終末期の目安として経口摂取困難を取り上げている論文もあります。認知症の食事支援は、病気の進行も含めて評価が必要といえます。

コラム 29 がん患者では栄養は控えた方がいいといわれました。本当でしょうか？

がんの状態は様々であり、完治しやすいがん、進行がゆっくりしているがんもあり、ステージによっておこる現症も違います。がん細胞は、自律的に栄養を摂りこむので宿主の栄養状態とがんの進行とは無関係です。がんの患者さんで気を付けた方がいいことは、体重減少しないようにすることです。がんの診断時には半数の人に体重減少がみられ、治療が進むと約８割の人に体重減少がみられます。体重減少は、身体機能も低下し、合併症がおこりやすくQOLの低下も招きます。また、がんの場合、骨格筋は、術後早期に減少しサルコペニア状態に陥りやすいと言われます。骨格筋量の減少は、がん化学療法の毒性増強、術後合併症増加、予後の悪化を招きます。すい臓がん切除患者の場合、筋肉量が低下した群と筋肉量が正常な群を比較すると有意に生存率、無再発生存率が不良であったと報告があり、その他のがんでも同様の報告がされています。以上のようにがん患者は，病状の進行とともに体重減少や低栄養、骨格筋量の低下をきたします。この状態を「がん悪液質」（cancer cachexia）といいます。悪液質とは骨格筋の減少を特徴とし，食欲不振や体重減少を伴う代謝性の症候群です。がんは、悪液質が進行し最終的には食べられなくなる病気です。食べられるうちには、大切な人と一緒にしっかり食べて栄養補給をしてくださいというのが一番の答えだと両親をがんで看取った経験からお伝えできる私の答えです。

chapter 5

栄養サポート - 多職種での関わり方 -

5-1 栄養サポートチーム（NST）：栄養管理は医療の基盤、NSTは病院の柱

これだけ覚えておこう！

❶ NST は多職種が協働し患者にとって最善の栄養管理を行う医療チーム

❷ 個々に合わせた栄養ゴールを設定し、多職種で PDCA サイクルを回し続ける

❸ NST を通して急性期から慢性期、在宅までシームレスな栄養管理を

① 栄養サポートチームとは

栄養サポートチーム（nutrition support team：NST）とは、医師、歯科医師、看護師、管理栄養士、薬剤師、セラピスト、臨床検査技師など多職種で構成され、患者の栄養状態を的確に評価し、栄養管理が必要とされる患者に対し、それぞれが高い専門性を活かしながら、**多職種で協働し患者・家族にとって最善の栄養管理を行う医療チーム**である。

NSTは、栄養サポート専門知識を有する多職種が連携し、栄養管理を行うことで、栄養管理の質を高めるだけではなく、原疾患・併存疾患の治療促進、合併症や感染症予防、栄養アクセス統一による経費削減、在院日数の短縮など医療の質、生活の質向上を目的としている。栄養管理はあらゆる領域の様々な病態の基本であり、医療の基盤である。すなわちNSTは病院の柱といえる。

② 栄養サポートチームの成立ち

NSTは、1968年米国で中心静脈栄養（total parenteral nutrition：TPN）の開発とともに管理・実践する専門チームとして誕生し、全世界へと広がった。わが国においても、早期よりTPNの導入とその効果が発揮されていたが、縦型医療、各職種・各診療科間にある隔たり、栄養療法・栄養教育を重視しない当時の医療環境下では、NSTの全面的普及には至らなかった。1998年わが国の医療状況に即した新しいNSTの運営システム“持ち寄りパーティー方式兼業兼務システム（pot-luck party method：PPM）”が考案され[1]、2001年にはJSPEN-NSTプロジェクトが設立された。これを皮切りにわが国でも全科型NSTが広がり、日本病院機能評価機構の評価項目にも取り入れられ、2006年には「入院時栄養管理実施加算」が、2010年には一定の条件を満たすことで認められる「栄養サポートチーム加算」が診療報酬として新設された。その後2012年には、すべての入院患者に栄養管理が必要であるとし、入院時栄養管理実施加算は廃止され、「入院基本料」「特別入院基本料」に包括化された。栄養管理に対する改定は今日も続けられており、栄養管理が医療において肝要であると評価され、活動効果が期待されている。

③ 栄養サポートチームの構造と各職種の役割

NSTはチェアマン、ディレクター、アシスタントディレクターなど各病院、各施設で専従や専任担当者が選定され、組織づけられている。NSTでは、NST専門療法士やNSTに係る所定研修（医師10時間、医療スタッフ40時間）を終講したメンバーを中心に活動するが、NSTに属さない医療スタッフも無関係ではない。前述したように栄養管理は医療の基盤である。栄養障害や栄養障害のリスクに対する知識と技術は臨床に携わるすべての者が身につけておく必要があり、医療スタッフの日々の何気ない気づき、早期発見と対応で、患者の栄養問題が深刻にならず改善できるケースも多い。患者を中心としたNST各職種の役割を 図1 に示す。職種によって専門性や業務範囲、アプローチ方法も異なるが、NSTでは患者の栄養問題・目標を念頭に、多職種が単なる役割分担ではなく、連携・補完し合

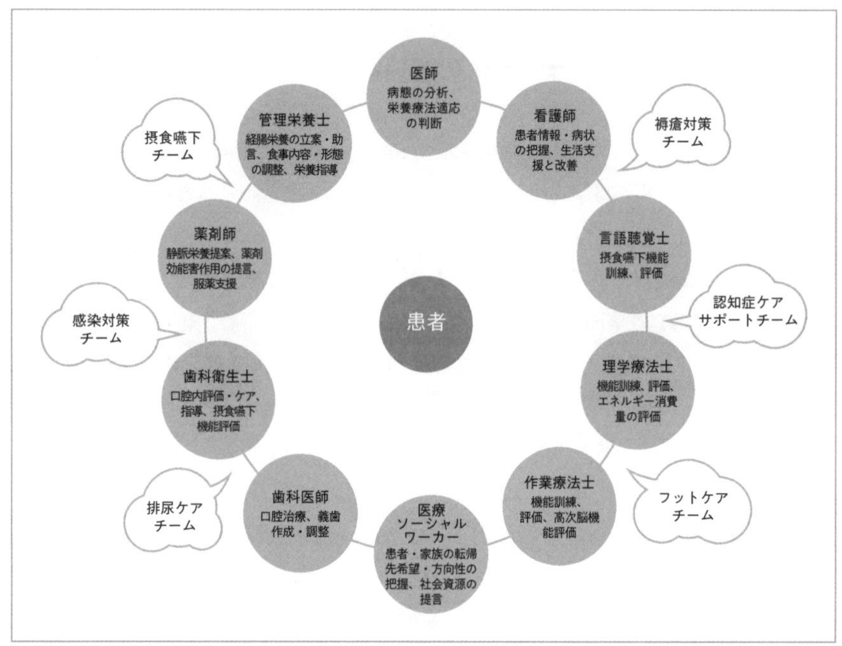

図1 NST職種役割と多職種連携

うことで、栄養改善へ向け全人的にアプローチすることができる。

4 栄養サポートチーム対象者の抽出

栄養管理はすべての患者に必要であるが、NST回診を効率的に行うためには、対象患者をリストアップし、問題点を洗い出しておくことが必要である。厚生労働省が定める栄養サポート加算200点（週1回）[2]には 表1 のいずれかに該当する者について算定できるとされており、対象者抽出のための栄養評価は不可欠である。

栄養評価には栄養スクリーニングと栄養アセスメントの2段階があり、栄養スクリーニングでは栄養障害の有無を判定する。栄養アセスメントではスクリーニングで栄養障害のある患者、栄養管理をしなければ栄養障害になることが見込まれる患者に対し、問診や身体所見、各種検査など、より多くの情報から栄養障害の程度を診断し、栄養療法の適応や効果を検証する。

また、NST活動には栄養評価を行うタイミングも重要である。栄養スクリーニングやアセスメントを行うのは入院時だけではない。手術後侵襲や精神的苦痛、社会的要因などで食事摂取量の減少、定期の体重測定で意図しない体重減少や急激な増加を認めるなど、入院中の栄養障害の兆候に気づいた、そのタイミングを逃さず再評価し、栄養改善が必要とされる場合、早期にNST介入を依頼し、早期に栄養療法を開始することが必要である。

表1 栄養サポートチーム加算 【対象患者】

ア 栄養管理計画の策定に係る栄養スクリーニングの結果、血中アルブミン値が3.0g/dL以下であって、栄養障害を有すると判定された患者
イ 経口摂取又は経腸栄養への移行を目的として、現に静脈栄養法を実施している患者
ウ 経口摂取への移行を目的として、現に経腸栄養法を実施している患者
エ 栄養サポートチームが、栄養治療により改善が見込めると判断した患者

5 NSTカンファレンス、回診

適切に栄養療法を行うためには、問題点の明確化と**患者ひとりひとりに合った具体的で達成可能なゴール設定を多職種が共通認識し、栄養の「PDCAサイクル(Plan：計画、Do：実行、Check：検証、Action：対策)」を患者の栄養状態が改善するまでうまく回し続けること**が大切である。そのためNSTカンファレンスや回診の場では、各職種がそれぞれの専門的立場から患者の状態を報告し、目標・計画の見直し、計画の実施と再評価を繰り返し行う。

回診には医師を含め、看護師、管理栄養士、薬剤師など多職種が同席するが、同席できない職種からの見解も患者の栄養管理をする上でとても重要である。そのため、業務時間の制限等で回診に同席できない職種も、事前にカルテ内に患者状態を入力しておくなど、回診時にはより多くの情報を持ち寄り参加する必要がある。

NSTは必要に応じて摂食嚥下チームや褥瘡対策チーム、認知症ケアチームなど、他医療チームとの連携も図る。NSTメンバーは対象者ひとりひとりの栄養改善に向け、全症例に総力を挙げて積極的に取り組んでいく。多職種が対等な立場で連携し、時に指摘しあい、補完し合うことで栄養改善の近道となる。

6 急性期から慢性期、在宅までシームレスな栄養管理

社会の高齢化に伴い、主疾病治療だけでなく、サルコペニアやフレイル、認知機能低下による摂食障害、嚥下機能低下による誤嚥性肺炎の併発など、栄養障害を有する高齢患者の入院が増加している。一方、わが国では在宅医療の推進が図られ、急性期病院の在院日数短縮や一般・療養病床の削減が進み、病院だけでは治療および栄養管理は完結できず、在宅へ移行することも増えている[3]。

在宅や高齢者施設において栄養状態の定期的把握や栄養管理、栄養連携に対する介護報酬改定がなされる一方で、介護度やマンパワーの問題など在宅医療での栄養管理は十分とは言えない。病院でNST介入を行い、栄養改善が図れ、経口摂取が可能であっても、個々の摂食嚥下機能に応じた食事形態や食事介助方法を提供できる施設が限られているため、退院先は限定される。また、経口摂取が困難の場合も、栄養ルートによって退院先が限定されることもある[4]。

急性期病院から慢性期へ、病院から在宅、施設へ**患者がどこで過ごそうともシームレスな栄養管理が実現できるよう、早期から退院後の療養方法を見据えた栄養管理、地域医療との連携体制の確立が重要**である。

文献

[1] 東口高志. わが国におけるNSTの現状と未来. 日消誌. 2007; 104: 1691-1697.
[2] 厚生労働省保険局医療課. 令和2年度診療報酬改定の概要　栄養サポートチーム加算の概要. P.37. https://www.mhlw.go.jp/content/10900000/000666010.pdf
[3] 児玉佳之, 他. 在宅地域一体型NSTの現状と課題. 日静脈経腸栄会誌. 2019; 34: 261-265.
[4] 結川美帆, 他. 地域包括ケアシステムにおける栄養サポートチーム活動の現状と課題. 学会誌JSPEN. 2020; 2: 281-287.

（砂原 貴子）

コラム30 担当医がNSTに非協力的です。どうしたらよいですか？

NSTは多職種で栄養状態を判定し、その患者にとって最適な栄養管理を指導・提言します。栄養療法実施に際して、医学的な栄養管理の適応や医療処置、薬剤変更や検査指示等は医師の役割であり、栄養管理において担当医のNSTへの理解と協力は必須です。しかし、担当医がNSTに非協力的では、どれだけ多職種が集まり、時間をかけてカンファレンスや回診を行っても、スムーズに栄養介入ができず、栄養管理は停滞してしまいます。

ではなぜ、非協力的な医師がいるのでしょう。医師の中には栄養管理に抜かりなく、栄養処方や薬剤処方、栄養ルートの選定から加算等に至るまで完璧な人もいるかもしれません。主疾患・併存疾患治療を注視する中で、NSTから横槍が入ったかのような否定的な捉え方をする医師もいるでしょう。医師が十人いれば十通りの考え方があり、やり方があります。ここで重要なのは、そもそもNSTが信頼される医療チームなのかということです。NST専従、専門的な教育・研修を受けたメンバーで構成され、NST活動に対する診療報酬を受ける一方、患者の栄養状態を的確に判定できていない、情報不足、知識不足、活動効果が得られない名ばかりのNSTでは、担当医が非協力的になっても致し方ありません。多職種各々が正しい知識をもって、個々の患者に合わせた栄養療法を検討することで、非協力的だった担当医もNSTからの依頼や相談、報告を聞き入れ、栄養管理に前向きな理解を示してくれるでしょう。

5-2 医科歯科連携：口腔から医療レベルがみえる

これだけ覚えておこう！

❶ 専門的口腔ケア介入により肺炎リスクが低下

❷ 周術期口腔機能管理により重症化や合併症予防、入院期間の短縮

❸ BP 製剤、デノスマブ投与前の歯科受診の推奨；ARONJ 発症リスクの軽減

① 医科歯科連携の意義

これまで歯科では、虫歯や歯周病の治療である歯の形態の回復を目的とした治療中心の診療が行われてきた。しかし、高齢化社会を迎え、全身疾患を考慮した上で、患者個々に応じた口腔機能の維持・回復を目指した体制が求められる。近年では、口腔と生活習慣病や認知症など全身との関連も示唆され、フレイル予防におけるオーラルフレイル対策、在宅訪問診療等様々な分野での介入も必要とされてきている。健康寿命の延伸のためのフレイル予防などは、医科歯科連携がなければ成り立たないといっても過言ではない。口腔状態の悪化は、栄養摂取バランスを崩し、各種疾患の発症リスクを高めることから、これらの疾患に対する医科と歯科との連携体制が重要となる。

② 口腔と全身との関連

口腔内には、約700種類の細菌が生息し、歯垢1mg中には1億個以上もの菌が存在する。**う歯や歯周病などの口腔疾患は、細菌が原因となる感染症**である。加齢や基礎疾患による宿主の免疫力の低下により、口腔感染症の発症リスクが高く

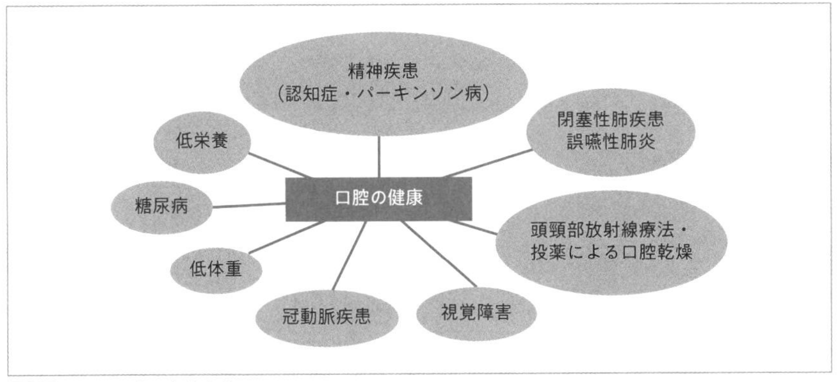

図1 口腔の健康と全身疾患
WHO「Oral Health in Aging Societies」2005. より

なる。多くの研究より、口腔と全身との関わりについての報告がなされている（図1）[1][2]。

糖尿病と歯周病

歯周病になると、炎症性サイトカインのひとつであるTNF-αが増加し、その影響でインスリン抵抗性が生じると考えられている。

歯周病がある糖尿病患者では、免疫機能の低下や唾液の減少による口腔乾燥を発症しやすく、歯周炎が悪化しやすい傾向にある。また糖尿病患者の歯周病治療によりHbA1Cなどの値が改善したという報告もある[3]。

誤嚥性肺炎と口腔ケア

誤嚥性肺炎は、脳血管障害の既往があるADLの低下した高齢者で発症する可能性が高く、**歯科による専門的口腔ケアの介入により予防効果**の発現が示されている（図2）[4]。

狭心症・心筋梗塞・脳梗塞

動脈硬化は、不適切な食生活、運動不足やストレスなどの生活習慣病が要因とされていたが、歯周病菌などの細菌感染も注目されている。アテローム性動脈硬化症の動脈硬化部から歯周病菌が検出されたという結果も多数報告されている。

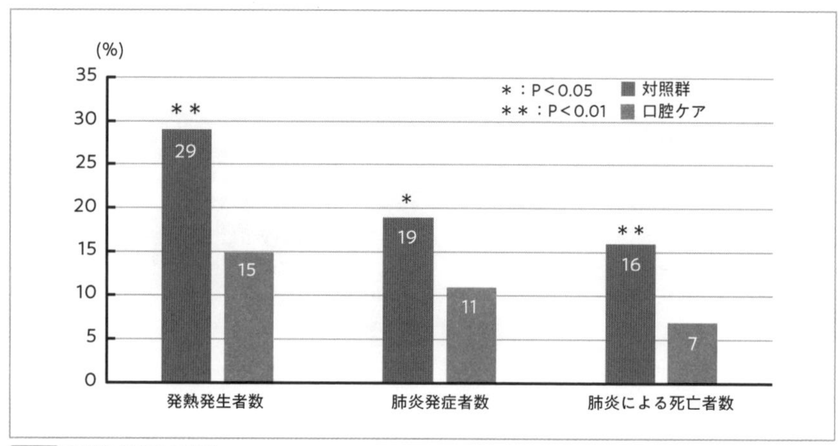

図2 誤嚥性肺炎と口腔ケア
[4]より

早期低体重児出産

歯周病の妊婦は、早産（妊娠37週未満の出産）や低体重児（2,500 g未満）出産のリスクが高いという報告がある。歯周組織の炎症に伴う炎症性サイトカイン、歯周病原因菌、菌体成分が子宮の収縮を誘発することが原因と考えられている。

感染性心内膜炎（infectious endocarditis：IE）

菌血症を起こす歯科処置としては、抜歯や出血を伴う口腔外科処置、インプラント治療、歯石除去など侵襲的な処置が挙げられる。高度リスク心疾患患者に対する観血的歯科処置前の予防的抗菌薬投与が強く推奨されている[5]。

認知症

アルツハイマー型認知症は、健常人より残存歯数が少なく、また欠損歯が多いほど脳の萎縮が進行していることが示唆されている。欠損歯が多いと咀嚼ができなくなり、脳への刺激や神経伝達物質が減少するため認知症を発症すると考えられている[6]。

ビスホスホネート薬剤（bisphosphonate：BP）による顎骨壊死

骨代謝異常疾患の治療として、骨粗鬆症領域、がん領域において使用されているBP製剤やデノスマブと顎骨壊死との関連が示唆され、ARONJ（anti-resorptive agents-related osteonecrosis of the jaw）という名称が使用されている。**骨吸収抑制薬投与前に歯科受診により口腔内衛生状態を良好にしておくことで、ONJ発症のリスクを減少**させることができる[7]。

③ 口腔と栄養

う蝕、歯周病による歯牙の欠損により咀嚼困難が生じると、噛まずに摂取できる食物を好むようになる。米や菓子類など炭水化物や糖類の摂取が多く、野菜・魚介類の摂取量が少なくなり、食事に偏りが生じる。タンパク質の摂取不足から低栄養状態になり、さらに食欲低下、摂取エネルギーの維持が困難となる。

また、加齢による軽微な口腔機能の衰え（オーラルフレイル）を放置することも、咀嚼機能の低下から食欲低下、低栄養状態に陥る。さらに口腔機能の低下、摂食・嚥下障害、咀嚼障害といった食べる機能の障害を引き起こし、最終的には全身的な機能低下（サルコペニア）へ進行してしまう。オーラルフレイル群は、健常者と比較し、フレイルやサルコペニアの発症リスク、要介護のリスク、死亡リスクが2倍ほど高まることも明らかになっている[8]。

オーラルフレイルの予防に努めることが、全身的なフレイル予防につながるともいえる。

④ 医科歯科連携における実際の取り組み

周術期口腔機能管理

術後の誤嚥性肺等、外科手術後の合併症の軽減を目的に新設され、周術期等における歯科での包括的な口腔管理を評価したものである。

● 全身麻酔下での手術

全身麻酔による手術では、気管内挿管時に口腔内の細菌を押し込むことで、肺炎や気管支炎のリスクが生じる。また動揺歯が、挿管時に脱落し誤飲することも

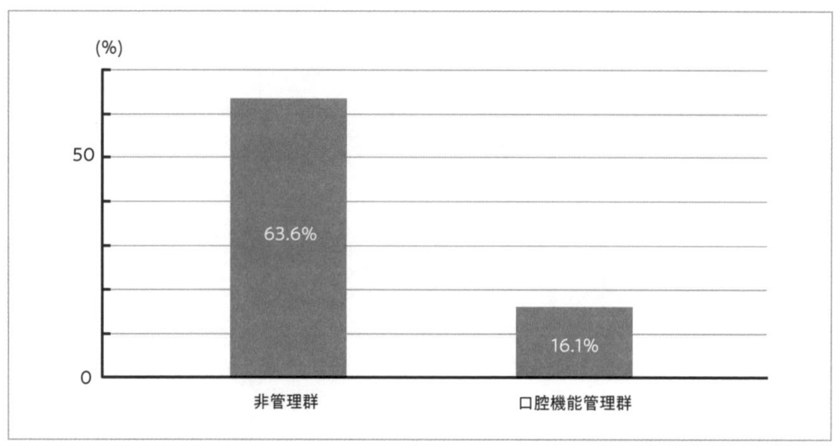

図3 **口腔機能管理と術後合併症**
大田洋二郎　歯界展望（2005）,106(4):766-772.より一部改変

ある。術前の歯石除去や口腔ケアにより口腔内の細菌数を減らすことが術後の誤嚥性肺炎予防につながる。また、人工呼吸器関連肺炎（ventilator-associated pneumonia：VAP）の最大の要因は、気管チューブの長期留置によるバイオフィルムの形成といわれているためVAP予防においても口腔ケアを含めた総合的な取り組みが必要となる。

● がん治療

抗がん剤や放射線治療により、口腔内には、口腔粘膜炎、口内炎、歯性感染症、口腔乾燥症、味覚異常など様々な副作用が起こる。特に、急性症状では疼痛による食事摂取困難をきたし、悪影響を及ぼす。また、放射線が口腔領域周辺に照射された場合、抜歯をきっかけに顎骨壊死を起こすことがある。抗がん剤や放射線による口腔粘膜炎や口内炎の発症を予防することは困難だが、治療前に、歯科受診し必要な治療を済ませ、口腔内を清潔に保つことで、歯性感染症の予防は可能となる。

実際、**周術期口腔機能管理により、治療後の合併症や副作用の減少、さらに入院日数の短縮等の効果がみられている**（図3）[9]。

糖尿病医科歯科連携

日本糖尿病協会には、糖尿病・歯周病の患者に対し、歯科医師や療養指導医を紹介するという登録歯科医制度がある。患者情報の共有、医科と歯科互いの診療の評価を行い、協力しながら治療を行うという医科歯科連携が行われている。

NST

栄養サポートチームに歯科医師が参加することが評価され、歯科医師連携加算の算定が可能。歯科での役割としては、口腔内診察を行い、口腔内の状態を把握する。歯科介入（治療や専門的口腔ケア）の必要性を判断した上で、NST回診に参加し情報共有を行う。

5 医科と歯科の連携で算定可能な診療報酬

歯科との連携により医科で算定可能（表1）。

表1 医科と歯科の連携により算定可能な診療報酬

1. 歯科医師連携加算（50点；医科点数）
NSTに歯科医師が参加することの評価
2. 周術期口腔機能管理後手術加算（200点；医科点数）
周術期口腔機能管理を行った患者に対する手術の評価
3. 歯科医療機関連携加算（100点；医科点数）
歯科治療、口腔管理が必要であると判断し、医科から歯科に情報提供した場合に算定可能。診療情報提供書（I）の加算
4. 診療情報連携共有料（120点；医科、歯科点数）
歯科診療を担う別の医療機関の求めに応じ、患者の同意を得て検査結果、投薬情報等を文書にして提供した場合

6 医科歯科連携のメリット

- 口腔ケアによる誤嚥性肺炎・術後の合併症の予防、口腔機能の維持・回復
- 術後の体調の早期回復、栄養状態の改善、入院期間の短縮
- 医科歯科連携による保険点数の拡充
- 摂食・嚥下障害、低栄養状態に対する包括的で専門的な医療対応が可能となり、患者のQOL向上につながる

文献

[1] 8020推進財団. 厚生科学研究による　口腔と全身の健康との関係.
[2] 廣畑直子, 他. 歯周病と全身疾患. 日大医誌. 2014; 73: 211-218.
[3] 日本糖尿病学会. 糖尿病診療ガイドライン2019. 南江堂, 2019.
[4] 米山武義, 他. 要介護高齢者に対する口腔衛生の誤嚥性肺炎予防効果に関する研究. 日歯医会誌. 2001; 20: 58-68.
[5] 感染性心内膜炎の予防と治療に関するガイドライン（2017年改訂版）. 2018. http://www.j-circ.or.jp/old/guideline/pdf/JCS2017_nakatani_h.pdf（2021年7月15日アクセス確認）
[6] 釘宮嘉浩, 他. 口腔機能と認知機能の関連についての近年の研究. 歯科学報. 2019; 119: 475-478.
[7] 日本口腔外科学会（監）. ビスホスホネート系薬剤と顎骨壊死.
[8] Tanaka T, et al. Oral Frailty as a Risk Factor for Physical Frailty and Mortality in Community-Dwelling Elderly. J Gerontol A Biol Sci Med Sci. 2018; 73: 1661-1667.
[9] 大田洋二郎. 口腔ケア介入は頭頸部進行癌における再建手術の術後合併症率を減少させる －静岡県立静岡がんセンターにおける挑戦－. 歯界展望. 2005; 106: 766-772.

（辻 友里）

コラム 31 当院に歯科がありません。どうしたらよいですか？

みんなで口の中をみる！　ことが大事です。口腔内を確認し、評価を行うことで、口腔内の問題点に気づくことができます。口腔内汚染・動揺歯・歯肉出血・義歯の不具合・口腔乾燥の有無などを確認します。スクリーニング法は多数ありますが、当院では、ROAG（revised oral assessment guide）を採用しています。評価が容易であり、多職種による評価が可能であること、点数化できることが主な理由です。口腔内の問題の有無を確認し、どのように関わっていくべきかを検討します。その上で、専門的な歯科の介入が必要かを判断します。

院内に歯科がない場合でも歯科衛生士が在籍している場合は、まず衛生士にご相談ください。衛生士も不在の場合は、各都道府県の歯科医師会にご相談ください。歯科医院への通院が困難な方に対する、訪問診療等対応が可能な歯科医師の紹介が可能です。また、自宅、施設、病院療養中で歯科医院通院困難な方への相談窓口として、在宅歯科医療連携室を設置している歯科医師会もあります。介護事業所や医療機関、介護支援専門員、包括支援センターからの相談も可能です。

栄養サポートチーム等連携加算において、NSTに参加する歯科医師は、院外の歯科医師であっても差し支えはありませんので、チームの構成員として継続的に診療に従事することで算定が可能となります。

5-3 薬剤管理とポリファーマシー：ポリファーマシーはフレイルのリスク

これだけ覚えておこう！

❶ ポリファーマシーはフレイルと密接に関連

❷ 潜在的不適切処方、処方カスケードはポリファーマシーの原因

❸ 口腔機能、消化管、認知機能、耐久性に影響する薬剤に注意

1 栄養管理における薬剤管理

低栄養の原因のひとつとして薬剤の使用が挙げられる。疾患の治療に用いている薬剤が、時に食欲不振、嚥下機能障害を惹起してしまうことがある。一方で、低栄養の原因として薬剤による影響は見過ごされてしまう場合も多い。

特に高齢者においてはポリファーマシーが問題となる。高齢者は多疾患併存（multimorbidity）により多剤併用になりやすいことに加え、加齢に伴う生理的変化により薬物動態や薬物の反応性が変化し、薬物有害事象の発現リスクが高まっている。高齢者の薬物有害事象は老年症候群として現れることが多く、**薬剤起因性老年症候群**と呼ばれる。ふらつき、転倒、抑うつ、記憶障害、せん妄、食欲低下、便秘、排尿障害・尿失禁などが代表的であり、低栄養を誘発する症状も含まれる（表1）[1]。薬剤とは関係なく高齢者によくみられる症状であるため薬剤性と気づきにくいことが特徴である。

栄養サポートにおいて、**特に口腔内乾燥、嚥下障害などの口腔機能障害、悪心、便秘、下痢などの消化器症状、さらに認知機能や耐久性の低下等の問題と、使用している薬剤による副作用の関連性を十分吟味する必要がある**。したがって栄養管理をする上で同時に薬剤管理をしていくことは重要である。

表1 薬剤起因性老年症候群

抑うつ	中枢性降圧薬、β遮断薬、ヒスタミンH2受容体拮抗薬、抗不安薬、抗精神病薬、副腎皮質ステロイド、抗甲状腺薬
食欲低下	非ステロイド性抗炎症薬（NSAIDs）、アスピリン、緩下剤、抗菌薬、抗不安薬、抗精神病薬、パーキンソン病薬治療薬（抗コリン薬）、選択的セロトニン再取り込み阻害薬（SSRI）、コリンエステラーゼ阻害薬、ビスホスホネート系薬、ビグアナイド
便秘	睡眠薬、ベンゾジアゼピン系抗不安薬、三環系抗うつ薬、過活動膀胱治療薬、腸管鎮痙薬、ヒスタミンH2受容体拮抗薬、α-グルコシダーゼ阻害薬、フェノチアジン系抗精神病薬、パーキンソン病薬治療薬（抗コリン薬）

[1]より

2 ポリファーマシー

ポリファーマシーとは単に服用薬剤数が多いことだけでなく、それに関連して薬剤有害事象の増加、服薬アドヒアランスの低下などの問題につながる状態である。**ポリファーマシーはフレイルと密接に関連**しており、アジア太平洋フレイル管理の診療ガイドライン[2]では、「不適切薬剤／不必要な薬剤を減薬または中止することでポリファーマシーに対処する」ことが強く推奨されている。またフィンランドにおける研究では、10種類以上の薬剤の服用が、栄養状態・機能的能力・認知能力の低下と有意に相関する[3]といったように、ポリファーマシーが低栄養に影響していることも報告されている。

ポリファーマシーの問題として潜在的不適切処方（PIMs：potential inappropriate medications）や処方カスケードがある。処方カスケードとはある薬剤で生じた副作用に対して新規薬剤が追加され、それによって生じた副作用に対してさらに対症的な薬剤が追加されるといった処方の連鎖のことをいう。処方カスケードを生まないためには、定期的に病態評価を行い、同時に処方を見直していくことが大切である。

PIMsをスクリーニングし処方適正化を行うツールとしては、Beers criteria[4]やSTOPP（Screening Tool of Older Person's Prescription）/START（Screening Tool to Alert doctors to Right Treatment）criteria[5]、高齢者の安全な薬物療法ガイドライン[6]が有用である。これらを活用し、ポリファーマシーの是正を行うべきである。

③ 栄養状態に影響する薬剤

栄養サポートに関連した薬剤管理をする上で、特に注意すべき薬剤を示す（表2）。薬剤による副作用が低栄養の原因となっている場合、処方の見直しを行う。疾患の治療上必要な薬剤については継続下で個々に合わせたサポートを行う。特に抗コリン作用を有する薬剤や抗精神病薬は多くの項目で共通しており、注目すべき薬剤といえる。また反対に食欲増強作用のある薬剤も存在する。必要時はこれらを導入していくことも考慮する。

表2 低栄養に影響する薬剤の副作用

視点	評価する内容	
口腔	口腔乾燥、味覚異常	抗コリン作用薬（過活動膀胱治療薬、鎮痙薬、抗精神病薬、三環系抗うつ薬、第一世代抗ヒスタミン薬、抗パーキンソン病薬)、利尿剤、抗悪性腫瘍薬
	嚥下機能	抗精神病薬、制吐剤、筋弛緩薬、抗てんかん薬
消化管	消化管機障害	ビスフォスフォネート薬、非ステロイド性抗炎症薬
	悪心	強心薬、鉄剤、オピオイド、抗コリン作用薬、認知症治療薬（コリンエステラーゼ阻害薬)、抗精神病薬、抗悪性腫瘍薬
	便秘	オピオイド、抗コリン作用薬、イオン交換薬
	下痢	抗菌薬、抗悪性腫瘍薬
認知	意欲、食物認知	抗精神病薬、三環系抗うつ薬、ベンゾジアゼピン系睡眠鎮静薬、抗ヒスタミン薬、オピオイド、副腎皮質ステロイド
精神神経	意識レベル、集中力	抗精神病薬、抗ヒスタミン薬
耐久性	食事中の疲労、座位耐久性	抗精神病薬、筋弛緩薬、甲状腺ホルモン薬/抗甲状腺薬

口腔機能に影響する薬剤

薬剤性の口腔機能障害として口腔乾燥、味覚障害、嚥下障害がある。口腔乾燥、味覚障害の原因としては薬剤性のものが最も多い。代表的なものは抗コリン作用を有する薬剤である。唾液分泌が減少することにより、味覚変化、食塊形成不全、嚥下クリアランスの悪化が生じる。また抗精神病薬や制吐剤のドパミンD_2受容体遮断作用による錐体外路症状や、筋弛緩薬による筋力低下、催眠・鎮静作用を有する薬剤による意識レベルの低下は薬剤性嚥下障害の原因となる。

反対に、アンギオテンシン変換酵素（ACE）阻害薬、半夏厚朴湯、アマンタジン、シロスタゾールは嚥下、咳嗽機能を改善させることが知られている。実際に高齢者の安全な薬物療法ガイドラインでは「開始を考慮すべき薬物」にACE阻害薬が挙げられ、誤嚥性肺炎の予防に効果的であるとされている。

消化管機能に影響する薬剤

薬剤性の消化管機能異常には消化管障害、悪心、便秘、下痢がある。骨粗鬆症治療薬のビスフォスフォネート薬が食道に長く滞在すると食道潰瘍を引き起こすことがあり、また非ステロイド性抗炎症薬はシクロオキシゲナーゼ-1（COX-1）阻害作用によりプロスタグランジン合成低下を介して胃粘膜障害を引き起こしうる。抗コリン作用を有する薬剤は消化管蠕動運動抑制により嘔気や便秘を起こしやすい。オピオイドは延髄の化学受容器引き金帯（CTZ：chemoreceptor trigger zone）を直接刺激することによる中枢性嘔気と、消化管蠕動運動抑制に伴う嘔気を生じやすく、さらに消化管蠕動抑制作用と肛門括約筋の緊張増加により便秘を引き起こす。強心薬のジギタリスは中毒の初期症状として悪心、嘔吐、食欲不振が起こりやすい。また経口鉄剤も悪心、食欲不振の消化器症状が生じやすい。これらの症状により継続困難な場合、注射剤への変更を検討する。

食物認知、精神神経状態に影響する薬剤

食物の認知といった先行期の問題や食事意欲の低下には、認知機能や意識レベルを低下させる可能性がある薬剤の使用に注意する。また食事場面での集中力低下も食事時間の延長、疲労などから食事摂取量不足の原因となる。せん妄もサーカディアンリズムの乱れにより食事摂取不良の要因となる。ベンゾジアゼピン系薬や抗コリン薬、抗ヒスタミン薬などせん妄ハイリスク薬に注意する。

耐久性・持続性に影響する薬剤

耐久性低下や姿勢保持困難も食事摂取量低下の原因となりうる。錐体外路症状は食事動作の巧緻性を損なわせる。抗精神病薬や制吐剤などドパミンD_2受容体遮断作用を有する薬剤を服用しているときは不随意運動の出現に注意する。

食欲を改善させる薬剤

制吐剤に用いられるドンペリドン、メトクロプラミド、またスルピリドなどの

抗精神病薬は抗ドパミン作用により消化管運動を促進させることで食欲不振に用いられる。ただし連用による錐体外路症状の出現には常に注意すべきである。抗うつ薬ではノルアドレナリン・セロトニン作動性抗うつ剤（NaSSA）のミルタザピンに特に食欲亢進がみられる。

六君子湯は胃排出低下を抑制し上部消化管症状を改善させることに加え、食欲増進因子であるグレリンの分泌亢進作用も有し食欲増進に効果がある。他に補中益気湯や人参養栄湯も食欲改善に効果がある。

体重に影響する薬剤

栄養状態の評価として体重は日常的によく用いられる指標であるが、薬剤が体重自体に影響を及ぼす場合もある（表3）[7]。体重変化の要因として血糖値の変動や消化器症状による食欲への影響の他に、浮腫や筋肉量の減少によって体重に影響するものも存在する。

表3 体重に影響する薬剤

体重増加	ピオグリタゾン、オランザピン、ガバペンチン、グリメピリド、グリクラジド、アミトリプチリン、ミルタザピン、クエチアピン、リスペリドン、シタグリプチン、ナテグリニド
体重減少	ゾニサミド、トピラマート、リラグルチド、エキセナチド、メトホルミン、ミグリトール、アカルボース

文献

[1] 厚生労働省. 高齢者の医薬品適正使用の指針（総論編）. 2018. https://www.mhlw.go.jp/file/04-Houdouhappyou-11125000-Iyakushokuhinkyoku-Anzentaisakuka/0000209385.pdf (2021年6月3日アクセス)

[2] Dent E, et al. The Asia-Pacific Clinical Practice Guidelines for the Management of Frailty. J Am Med Dir Assoc. 2017; 18: 564-575.

[3] Jyrkkä J, et al. Association of polypharmacy with nutritional status, functional ability and cognitive capacity over a three-year period in an elderly population. Pharmacoepidemiol Drug Saf. 2011; 20: 514-522.

[4] By the 2019 American Geriatrics Society Beers Criteria® Update Expert Panel. American Geriatrics Society 2019 Updated AGS Beers Criteria® for Potentially Inappropriate Medication Use in Older Adults. J Am Geriatr Soc. 2019; 67: 674-694.

[5] O'Mahony D, et al. STOPP/START criteria for potentially inappropriate prescribing in older people: version 2. Age Ageing. 2015; 44: 213-218.

[6] 日本老年医学会, 他. 高齢者の安全な薬物療法ガイドライン2015. メジカルビュー社, 2015.

[7] Domecq J. P, et al. Clinical review: Drugs commonly associated with weight change: a systematic review and meta-analysis. J Clin Endocrinol Metab. 2015; 100: 363-370.

（丸山 葵）

コラム 31 「血液サラサラの薬を飲んでいます」と言われました。食事で注意することは？

食事によって薬の効果が増強する場合と、逆に低下する場合があります。有名なものはワルファリンです。ワルファリンは肝臓でビタミンK依存性の血液凝固因子を阻害し抗凝固作用を示し、心房細動による血栓形成の予防や深部静脈血栓症に対して用いられます。このことからビタミンKを多く含む食品（納豆、クロレラ、緑黄色野菜）の摂取によってワルファリンの薬効が低下し、血液凝固が起こりやすくなります。2011年以降は、DOAC（direct oral anticoagulants）といい、ビタミンKに依存しない経路で抗凝固作用を示す、つまりワルファリンのように食品の影響を受けない抗凝固薬が発売されました。それまで抗凝固薬はワルファリンしかなかったため、“血液サラサラの薬は納豆を食べてはいけない”と思い込まれている方は多くいます。また血液サラサラの薬とは、ワルファリンやDOACだけではなく、アスピリンなどの抗血小板薬や高脂血症に用いられるエパデール、ロトリガなどのイコサペント酸（EPA）、ドコサヘキサエン酸（DHA）を含む薬剤のことを示している場合もあり、どの薬剤を指しているのか聞き取る必要があります。高脂血症治療薬である場合は脂質異常症に関連する栄養指導が必要です。

5-4 チームビルディング（多職種との協働）：チームの質は医療の質、患者アウトカムに直結する

これだけ覚えておこう！

❶ チームビルディングとは、目標達成できるチームを作り上げていくための取り組み

❷ 最大のアウトカムを目指すには、チームビルディングの医療への応用が重要

❸ 多職種間のコミュニケーションを積極的に図り、相互理解することが必要

1 チームビルディングとは

チームビルディング（team building）とは、ただ単にチームを結成するということではなく、**1人では達成できないような目標をチームメンバーの異なる能力や経験、専門性を最大限に発揮し、チームで取り組むことで、目標達成できるチームを作り上げていくための取り組みを指す**。一般企業等では、個人のもつ能力はもちろん大事だが、自分の苦手なことを得意とする人と手を組めばできるようになる、チームでものを作り上げていくというチームビルディングの考え方が普及してきている。医療現場でも、近年、救命第一・疾病中心の医療から、安心・安全で質の高い医療を前提に、QOL（quality of life）を保ちながら生きるための支援を求める多種多様な患者・家族のニーズに、医師や単職種だけで応えるには限界が生じている。そのため、多職種がチームを組み、多職種で協働するチーム医療、多職種連携が推進されている。チーム医療を有効に機能させ、**患者の最大のアウトカムを目指すには、チームビルディングの医療への応用**[1]**は重要**であり、医療に従事するすべての者が関知しておきたい事象である。

② チーム医療の推進と効果

厚生労働省は2010年、チーム医療を推進するため、日本の実情に即した医師と看護師等との協働・連携の在り方等について検討し、その結果を公示した。チーム医療とは「医療に従事する多種多様な医療スタッフが、各々の高い専門性を前提に、目的と情報を共有し、業務を分担しつつも互いに連携・補完し合い、患者の状況に的確に対応した医療を提供すること」と理解され、具体的な効果として①疾病の早期発見・回復促進・重症化予防など医療・生活の質の向上、②医療の効率性の向上による医療従事者の負担の軽減、③医療の標準化・組織化を通じた医療安全の向上等が期待される[2]と明記されている。病院や施設では、主治医をはじめとする患者の各担当医療スタッフが、それぞれ自職種の高い専門性を活かし医療を提供する患者中心のチームが患者の数だけ存在する。加えて、栄養管理や感染、褥瘡等、高度な専門知識を有した多職種協働の医療チームが設置され、対象となる患者の状態維持・回復へ向け遂行されている。医療チームの具体例と主な活動を 表1 に示す。チーム医療は、治療方針の大部分が主治医に委ねられていたわが国の医療の在り方を、多職種が対等な立場で連携・協働する現代の医療へと変革させた。

表1 医療チームの具体例と活動

栄養サポートチーム	適切な栄養管理を行い、全身状態の改善、合併症の予防
感染対策チーム	院内・施設内の感染症に関する予防、教育、医薬品などの管理
緩和ケアチーム	心身の苦痛を和らげ、QOL を改善
摂食嚥下チーム	摂食嚥下機能の回復、肺炎の予防
褥瘡対策チーム	褥瘡予防、早期発見と適切な褥瘡管理によって改善・治癒
認知症ケアチーム	症状の悪化予防、身体疾患の治療を円滑に受けられるよう支援
排尿ケアチーム	尿道留置カテーテルを早期抜去し感染防止、排尿自立支援
フットケアチーム	下肢病変の早期発見と治療、悪化予防、指導

③ チームの育成

今日のチームビルディングの基となる理論のひとつに、「タックマンモデル」が

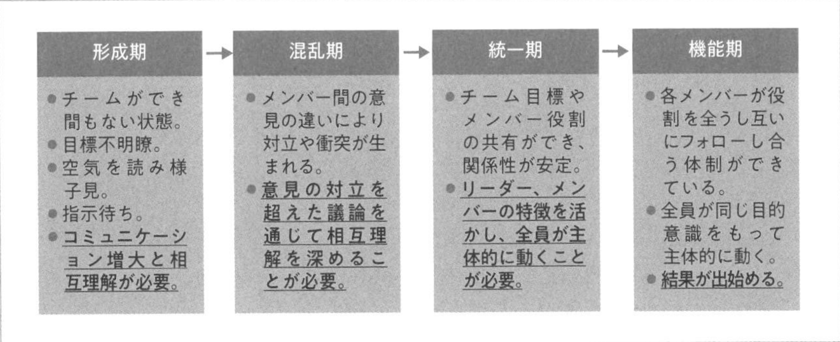

形成期
●チームができ間もない状態。
●目標不明瞭。
●空気を読み様子見。
●指示待ち。
●コミュニケーション増大と相互理解が必要。
混乱期
●メンバー間の意見の違いにより対立や衝突が生まれる。
●意見の対立を超えた議論を通じて相互理解を深めることが必要。
統一期
●チーム目標やメンバー役割の共有ができ、関係性が安定。
●リーダー、メンバーの特徴を活かし、全員が主体的に動くことが必要。
機能期
●各メンバーが役割を全うし互いにフォローし合う体制ができている。
●全員が同じ目的意識をもって主体的に動く。
●結果が出始める。

図1 チームビルディングのプロセス（タックマンモデル）

ある。タックマンモデルとは、1965年心理学者B.W.タックマンにより提唱され、チームの成長段階を形成期（Forming）→混乱期（Storming）→統一期（Norming）→機能・遂行期（Performing）の4つの段階（1977年以降は「散会期（Adjourning）」が加わり5段階）に分け、チームの現段階を把握し、次の段階を目指すには何が必要かを示したモデル（図1）である。

形成期

患者の入院と同時に医師、看護師、セラピスト、管理栄養士など、担当者が決まり、必然的に患者を中心としたチームが形成される。それぞれ専門知識を有したスタッフばかりであるが、チーム間のコミュニケーションもなく、患者の目標も不明瞭な状態では、多職種の縦断的な介入に留まり、チームが機能しない。

他職種間でコミュニケーションをとり、他職種の相互理解が必要となる。

混乱期

少し時間が経つと、他職種間の考え方の違いにより混乱が起こりやすい。例えば、嚥下訓練で患者のできる部分に働きかける言語聴覚士と、全身状態や実生活の視点で安全面に比重をおく看護師、患者の実際の食事場面を診ず、処方・指示出しするだけの医師のような状態では衝突が生まれる。意見の対立を恐れず、ディスカッションし、他職種のプランだけでなく、価値観や考え方を表すアセスメントの部分に目を向け、互いの理解を深めることが必要である。ここでお互いに言いたいことも言えないようなチームでは、難易度の高い課題を解決することは難しい[3]。

統一期

混乱期を越え、相互理解が得られると多職種との信頼関係が生まれ、チーム目標やメンバーの役割共有が可能となり、患者中心の多職種チーム連携の輪ができる。経口摂取を目標とするならば、作業療法士は利き手の変更や自助具を用いた摂食訓練をし、咀嚼がうまくいかなければ歯科医師が介入し、管理栄養士はセラピストや病棟看護師と協働し、活動量に合わせたエネルギー量を算出、摂食・嚥下能力に応じた食事を提供する。チームアイデンティティが確立し、これまでの専門職種の縦断的介入から、チームとして横断的な介入ができるようになる。

機能期

チーム共有の目標に向け、それぞれが役割を全うし、互いにフォローし合うようになる。また成果が出始める時期である。自職種だけでは対応困難な事項でも、他職種の価値観や考え方を理解し円滑なコミュニケーション関係が築かれていれば、新しいアイデアが生まれやすく、多職種で協働し、問題解決へ向け邁進することができる。

散会期

患者の問題が解決され目標が達成されたときもしくは、患者が退院を迎えたときに、チームの活動は終了する。このときチーム間で称賛の声が上がるようであれば、チームビルディングが成功したといえる。

チームは結成されただけで機能し始めることはなく、また段階を飛ばして目標達成することもない。チームが効果的に機能し目標を達成し成果を出すのは、形成後、混乱を経て、ようやく期待通り機能するようになる。チームの質は、医療の質、患者のアウトカムに直結する。多職種の円滑なコミュニケーションと相互理解がなければ、適切なときに適切な専門職へつなぐことも困難になる。患者のニーズを捉え、明確なビジョンを打ち出す、早期より**他職種間のコミュニケーションを積極的に図り、相互理解することが必要**である。医療チームは、患者の各多職種担当者のチームの他、NST等の高度専門医療チームを含めると患者数を超えて存在し、そのひとつひとつにチームビルディングのプロセスと、最善の多職種協働アプローチが求められる。

 多職種連携・協働の問題と今後の課題

チーム医療、多職種連携がわが国の医療政策上重要であるとしながらも、その教育課程はいまだ十分とは言えず、他職種連携の未経験、他職種の専門的役割や価値観、言語の違い等について十分理解しないまま、臨床に出て初めて他職種と交わるという現状がある。そこで2016年、養成教育から生涯教育に至るまでの専門職連携教育をすすめる道標として、「多職種連携コンピテンシー」[4]が開発され、多職種連携教育・実践の促進が図られている。患者を中心に、職種間コミュニケーションは円滑な多職種連携を行うにあたり、外せない能力とし、職種背景が異なることに配慮し、互いについて、互いから職種としての役割、知識、意見、価値観を伝え合うことの重要性が示されている。

刻一刻と変化する医療情勢の中、チーム医療の在り方も柔軟に変化させ、適応しなければならない。診療報酬や制度見直しに伴う改変だけではなく、近々の後期高齢者急増による医療需要の増加と労働者・労働力の不足や、2020年世界的な感染症拡大による病床需要の増加と入院患者および面会者の行動制限など、医療現場はこれまで以上に煩雑化し、課題は幾重にも重なっている。今こそ、患者中心の医療チーム、さらには病院組織全体が、最適なチームビルディングを行い、多職種が協働して患者・家族のニーズに応え、効果的に課題をクリアしていく必要がある。

文献

[1] 草野千秋. 医療における自律的なチーム・ビルディングに関する事例研究. 人間環境学研究. 2007; 5: 19-26.

[2] 厚生労働省. チーム医療の推進について（チーム医療の推進に関する検討会 報告書）. 2010. https://www.mhlw.go.jp/shingi/2010/03/dl/s0319-9a.pdf

[3] 春田淳志, 他. 医療専門職の多職種連携に関する理論について. 医学教育. 2014; 45: 121-134.

[4] 春田淳志. 多職種連携コンピテンシーの国際比較. 保健医療福祉連携：連携教育と連携実践. 2016; 9: 106-115.

（砂原 貴子）

コラム 33

病棟での他職種との連携のコツを教えてください。

自・他職種の専門性や業務範囲・役割の違いを理解し、積極的にコミュニケーションを取ることです。超高齢社会にあるわが国では、患者層も高齢化が進んでいます。高齢者中心の医療では、疾患治療に加え、精神面、経済面、社会面など全人的ケアが求められており、従来の医師単独の判断や専門職種の縦断的介入では解決できなくなっています。患者の多種多様なニーズに応えるため、多職種連携、患者情報・目的の共有は欠かせず、臨床において、他職種とコミュニケーションを取ることは当たり前の光景となっています。

多職種連携のための手段として、2職種、3職種が井戸端会議のようにその場で話し合うこともあれば、病院や施設によっては多職種が同時に集まりカンファレンスする場が設けられているところもあります。そこで重要なのは、他職種の専門性や業務、視点や価値観の違いを理解した上で、自職種の専門的視点から見解を述べることです。ひとつの現象でも職種が違えば捉え方やアプローチ方法が異なります。他職種に求めるばかりでなく、自分が貢献できることは何かを提示することが必要です。自職種だけでは介入困難な場合でも、多職種が協働することで解決の糸口が見えてくることがあります。互いの強みを活かし、弱みは補完し合える良好で円滑な多職種連携は医療の質を向上させ、患者還元につながります。現代医療においてひとりひとりのコミュニケーション能力は必須のものといえます。

5-5 栄養管理のなぜ？を臨床研究へ

これだけ覚えておこう！

❶ 学術領域の推進にはエビデンスが必要

❷ 臨床の疑問をPECOにしよう

❸ 理想的には「学会発表数＝論文作成数」を目指そう

1 学術領域の推進にはエビデンスが必要

これまで「栄養療法のトリセツ」として、栄養療法の幅広いテーマに関して、基本的なところから解説してきたが、最後に読者と共有しておきたい事実がある。それは、栄養療法のエビデンスは私達が思っている以上に乏しいということである。

日本臨床栄養学会（旧 日本静脈経腸栄養学会）が2013年に編集した「静脈経腸栄養ガイドライン第3版」には全体で271のクリニカルクエスチョンが掲載されているが、そのうちA（強い推奨）レベルの推奨はわずか172（63％）である。残りの4割近くはB（一般的な推奨）もしくはC（任意）となっており、栄養療法の医学（あるいは科学）としてのエビデンスは決して強固ではない。

学術領域の推進のためには、エビデンスを質、量ともに充実させることが必須であり、そのためには基礎研究だけでなく、患者目線の臨床研究の推進が重要である。栄養療法も同様である。栄養療法をさらに推進して、患者のアウトカムを改善していくためには、やはり科学的に吟味されたエビデンスが必要である。そのためには、研究者はもちろん、臨床の最前線で患者と接する私達自身が、前向きな姿勢で栄養療法に取り組み、現場目線の信頼性の高い栄養療法のエビデンスを発信していくことが必要である。

2 栄養管理のなぜ？を臨床研究へ

誰もが経験することであるが、一人前の医療者になればなるほど、現実の臨床での限界に直面することになる。例えば、私が従事するリハビリテーション医学の主たる対象疾患として脳梗塞がある。実際の臨床では、脳梗塞後の超急性期の血管内治療により機能的予後が一昔前より劇的に改善した。一方で、サルコペニアを合併した患者では、いかに優れた急性期治療やその後のリハビリテーションを駆使しても、身体機能や嚥下障害の改善が最大化されない、という厳しい現実に直面する。

このような臨床上の限界にぶつかった際に、「サルコペニアの病態はどこまで解明されているのか」、「現時点で何がわかっていないのか」、「新しい治療方法を考案するには何が必要なのか」という素朴な疑問に真正面から対峙することが求められる。このような疑問から逃げてばかりいると、医療者としての成長は期待できない。医療者は生涯にわたり学習することが使命である。**学び、悩み、考える、という一連の過程は医療者の成長にとって欠かせないものなのである**。

3 臨床上の疑問をPECOへ

臨床上の疑問が具体化したら、その疑問をリサーチクエスチョンとして定式化する。よく用いられるのがPECOやPICOである（表1）。要するに、次のことを研究開始前に決めておこう、ということである。

例えば、「低栄養の患者はICUでせん妄が多い？」という臨床上の疑問があるとすると、次のような形になる。

P：ICU入室患者で
E：低栄養があると
C：低栄養がない場合に比べて
O：せん妄が多い

ありがちな臨床研究として、カルテからデータを集めて何か言えないかあれこれ考えるというシチュエーションがある。最悪なのは、データを手渡されて「統計解析で何か言えないか」と丸投げされることである。これでは統計の専門家でもお手上げである。データ収集の前に臨床研究の質の9割が決まる。利用可能なデータベースがすでにある場合は別であるが、これからデータを収集する場合は「データ収集の前に」PECO（PICO）を十分に検討すべきである。

優れたリサーチクエスチョンの要件としてFINERという用語が広く用いられている。FINERは次の5つの項目の頭文字をとったものである（表2）。**FINERは臨床研究をデザインする上で非常に有用である**。

表1 リサーチクエスチョンの定式化：臨床上の疑問をPECOへ

P（Patients）	どんな患者で
E（Exposure）	どのような曝露（状態）があると
C（Comparison）	何と比べて
O（Outcome）	アウトカムがどう異なるか
D（Design）	研究デザイン

介入研究ではE（Exposure）をI（Intervention）にする

表2 研究を企画する際はFINERを意識する

F（Feasible）	実行可能であること
I（Interesting）	興味深いこと
N（New）	新規性があること
E（Ethical）	倫理的であること
R（Relevant）	臨床的意義があること →現場のプラクティスが変わる可能性がある研究課題かどうか

4 論文を効率的に書くために

せっかく頑張った臨床研究を学会発表で終わらせていないだろうか。残念ながら学会発表だけで終わってしまった臨床研究は会場の聴講者だけしか聴いていないことになる。聴講者の中には居眠りしていた者もいたかもしれない。抄録も臨床研究のごく一部だけを記したものに過ぎない。結果として、あなたの臨床研究はアカデミックの歴史に痕跡を刻まれない。

そうならないためにどうしたらよいか。理想的には「学会発表数＝論文作成数」

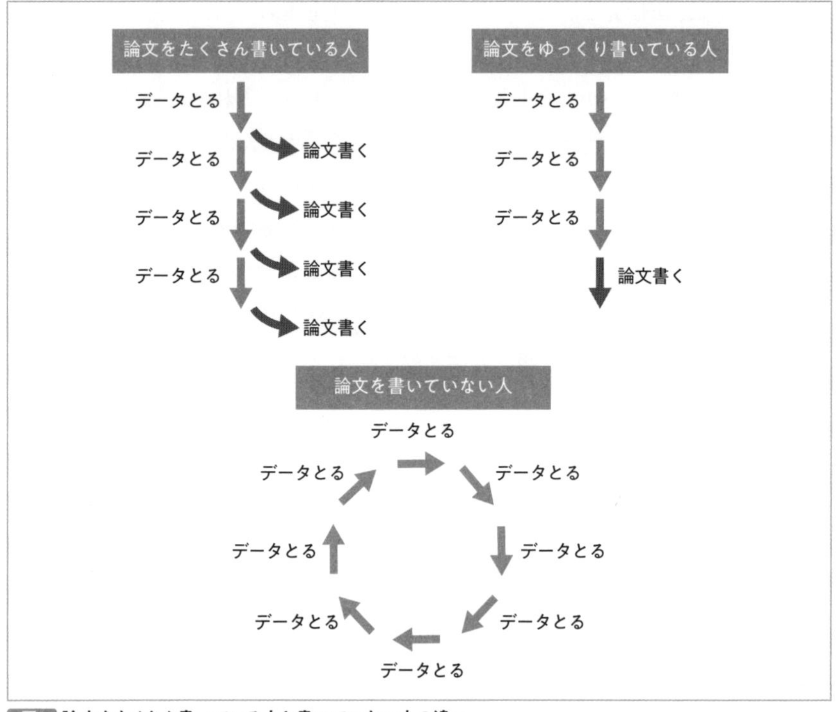

図1 論文をたくさん書いている人と書いていない人の違い

が望ましい。シンポジウムやパネルディスカッションのような上級演題では、既報のまとめ的な発表が多くなるため、この理想は当てはまらないことが多いかもしれない。しかし、一般演題のような新規テーマの際にはぜひ実行してほしいと思う。

論文を書くタイミングは、「学会後」よりも「学会前」あるいは「演題登録時」がおすすめである。学会発表が終わるとホッとしてしまうことが多く、論文作成という作業にとりかかることがつらい作業になる。しかし、研究結果をまとめて抄録を書いた瞬間は、その研究について最も知識が豊富で熱意が高く維持されているはずである。そのため、抄録を書いてほっとするのではなく、演題登録のボタンをクリックしたら、すぐに日本語抄録と解析結果をもとに、原著論文の執筆にとりかかるべきである。

私見であるが「論文をたくさん書いている人」と「論文をたくさん書いていない人」の違いを 図1 に示す[1]。あるPECOでデータを集めたら、すぐに論文として発表すべきである。

文献

[1] 吉村芳弘. 熊リハ発！エビデンスがわかる！つくれる！超実践 リハ栄養ケースファイル. 金芳堂, 2019.

（吉村 芳弘）

もっと積極的に栄養の勉強をしたいです。どのような方法がありますか。

一昔前と大きく異なり、現在はITとネットの進化によって、臨床栄養を学習するための便利なインフラが充実しています。私が臨床栄養を極めようと学習を本格的に始めたのが2008年頃。それから10年以上を要して、ようやく臨床栄養の大きな山の頂が見えてきた気がします。まだ、山頂が見えただけです。しかし、これから臨床栄養の山登りをする医療人は、今の私と同じところまで登るのに5年もかける必要はありません。

まず、栄養面の学習ですが、医師や歯科医師はJSPENの認定医・指導医を、管理栄養士や看護師などのコメディカルはJSPENのNST専門療法士の取得を目指すのが1つの目標になります。その他の栄養関連の学会の認定資格でもかまいません。1つでもいいので公的な臨床栄養の資格取得を目指すことは、他にはない大きなモチベーションになると思います。

ネットで栄養を自己学習できるツールはすでにかなり整っています。一例を紹介しますと、「キーワードでわかる臨床栄養」、「週刊医学界新聞」、「LLL (Life Long Learning)」などがあります。その他にも、多くの学会や研究会でオンラインの学習資材を提供しています。

書籍は星の数ほど栄養関連のものがあります。最初からガイドラインを読むのはおすすめしません。参照にはいいですが。学習のために個人的におすすめなのは「熊リハ発！エビデンスがわかる！つくれる！超実践 リハ栄養ケースファイル」です。

本書の「付録」でもう少し詳しくご紹介します。

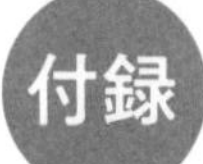

付録 栄養管理に役立つリファレンス

1. 参考図書

- 「静脈経腸栄養ガイドライン 第3版」（日本静脈経腸栄養学会／編）照林社. 2013年

  →現在の日本臨床栄養代謝学会による公式ガイドライン。2006年度版に比べてボリュームが5倍近くとなった。Mindsガイドラインライブラリ（https://minds.jcqhc.or.jp/）に全文公開されている。

- 「日本臨床栄養代謝学会JSPENテキストブック」（一般社団法人日本臨床栄養代謝学会／編）南江堂. 2021年

  →日本臨床栄養代謝学会による最新の公式テキストブック。解剖から生理・生化・臨床栄養まで盛り込んだ一冊。

- 「サルコペニア診療ガイドライン2017一部改定」（サルコペニア診療ガイドライン作成委員会／編）ライフサイエンス出版. 2020年

  →日本サルコペニア・フレイル学会等により作成された世界初のサルコペニア診療ガイドライン。サルコペニアの定義・診断、疫学、予防、治療に関する現時点で最新のエビデンスを知ることができる。日本サルコペニア・フレイル学会のホームページにクリニカルクエスチョンとステートメントが公開されている。2017年度版はMindsガイドラインライブラリに全文公開されている。2020年に一部改定されている。

- 「フレイル診療ガイド2018年版」（長寿医療研究開発費事業(27-23)：要介護高齢者、フレイル高齢者、認知症高齢者に対する栄養療法、運動療法、薬物療法に関するガイドライン作成に向けた調査研究班 編集. 荒井秀典 編集主幹）ライフサイエンス出版. 2018年

  →フレイルの定義・診断・疫学、フレイルに関する概念、フレイルの予防・

対策、各疾患とフレイル、の全4章と38のクリニカルクエスチョンで構成されたフレイル診療ガイド。

- 「INTENSIVIST Vol. 11 No. 2 & 3 特集：栄養療法アップデート前編／後編」（東別府直樹ら／編）メディカル・サイエンス・インターナショナル. 2019年（前編と後編いずれも）
→急性期の栄養療法に焦点を絞った2冊。2011年に発行された前書のアップデート版が2冊になった。重症患者の栄養管理について豊富なエビデンスに基づいて解説。逆説的であるが、いまだに重症患者の栄養管理はカオスであることも理解できる。

- 「低栄養対策パーフェクトガイド」（吉村芳弘ら／編）医歯薬出版. 2019年
→「病態から問い直す最新の栄養管理」をテーマとした1冊。低栄養のGLIM基準やサルコペニア／フレイル、悪液質の最新情報まで網羅している。急性期から在宅まで幅広いセッティングの栄養管理のための解説書。

- 「熊リハ発！エビデンスがわかる！つくれる！超実践リハ栄養ケースファイル」（吉村芳弘／編）金芳堂. 2019年
→低栄養患者に対して行われるリハビリテーション栄養（リハ栄養）について先進的に取り組んできた、熊本リハビリテーション病院（通称:熊リハ）におけるケーススタディをもとに、エビデンスを提示しつつ、そのつくり方（臨床研究のススメ）まで網羅。オススメ！

- 「リハビリテーションに役立つ栄養学の基礎 第2版」（栢下淳・若林秀隆／編）医歯薬出版. 2018年
→リハにおける栄養知識の重要性や栄養学の基礎、低栄養・サルコペニア・摂食嚥下障害などの病態別栄養療法，脳卒中・誤嚥性肺炎・がんなどの疾患別栄養療法などを網羅的に解説。リハ関連職種のための栄養学入門書。

2. 関連学会

- 日本臨床栄養代謝学会：https://www.jspen.jp/top.html
- 日本病態栄養学会：http://www.eiyou.or.jp/

→臨床栄養系の学会。いずれの学会でも急性期から維持期、在宅までリハ栄養やサルコペニアに関連した多職種の演題発表が近年急速に増加している。日本臨床栄養代謝学会ではNST専門療法士、日本病態栄養学会ではNSTコーディネータ等の認定制度があり、認定制度に関連するセミナーや研修会、テキストなどが充実している。

- 日本サルコペニア・フレイル学会：http://jssf.umin.jp/index.html

→2016年に設立された新しい学会。超高齢社会を世界発、世界最速で経験しているわが国の社会的要請を背景にサルコペニアやフレイルおよび関連領域の学術活動の推進と、社会への還元を目指す。指導士制度、学術集会、学会誌も充実している。

- 日本リハビリテーション栄養学会：https://sites.google.com/site/jsrhnt/home

→リハ栄養を多職種で学び、考え、研究し、実践することを目的に、2011年に研究会として設立、 2017年に学会化された。各種セミナーや研修会、学術集会、学会誌を通してリハ栄養の臨床や研究の実践を学ぶことができる。

- 日本リハビリテーション医学会：http://www.jarm.or.jp/
- 日本理学療法士学会：http://www.japanpt.or.jp/

同　栄養・嚥下理学療法部門：http://jspt.japanpt.or.jp/jsptns/

- 日本摂食・嚥下リハビリテーション学会：https://www.jsdr.or.jp/

→リハ系の学会。日本リハビリテーション医学会はサルコペニアやフレイルをリハ医学の対象としている。日本理学療法士学会の栄養・嚥下理学療法部門は「高齢者やリハビリテーション対象者が、低栄養や脱水、誤嚥性肺炎などのリスクを回避し、効率の良いリハビリテーションサービスを受けるための知識と実践方法を理学療法領域において醸成していくこと」（ホームページより）を使命として、2017年5月に開設された。日本摂食・嚥下リハビリテーション学会では認定士の制度がある。

● 日本スポーツ栄養学会：http://www.jsna.org/

→スポーツ栄養の学術団体。2007年に研究会として発足し、2013年に学会化された。公認スポーツ栄養士の認定制度が2018年度より開始予定である。

● ESPEN（欧州臨床栄養代謝学会）：http://www.espen.org/

● ASPEN（アメリカ静脈経腸栄養学会）：http://www.nutritioncare.org/

● PENSA（アジア静脈経腸栄養学会）：http://www.pensa-online.org/index.php

→栄養系の海外の主要学術団体。毎年開催される学術集会は国際色豊かであり、ESPENやPENSAには日本人も多く発表参加している。公式ジャーナルとしてESPENはClinical Nutrition、ASPENはJournal of Parenteral and Enteral NutritionおよびNutrition in Clinical Practice、PENSAはAsia Pacific Journal of Clinical Nutritionを有しており、いずれも学術的にレベルが高い。

3. ウェブサイト

● 日本人の食事摂取基準（2020年版）：

https://www.mhlw.go.jp/content/10904750/000586553.pdf

→「日本人の食事摂取基準」は、健康増進法に基づき、国民の健康の保持・増進を図る上で摂取することが望ましいエネルギー及び栄養素の量の基準を厚生労働大臣が定めるもので、厚生労働省が5年毎に改定を行っている。その最新版。

● PDNレクチャー：http://www.peg.or.jp/lecture/index.html

→NPO法人PDN（Patient Doctor Network）によるPEGや経腸栄養、静脈栄養、摂食嚥下障害などの解説がオンライン公開されている。

● LLL（Life Long Learning）：http://lllnutrition.com/

→ESPENが展開する臨床栄養の生涯学習プログラム。無料のアカウントを取得すれば膨大な最新のエビデンスに準じた臨床栄養のオンライン自己学習ができる。LLLのライブコースはESPENだけでなくJSPENも行っている。NST専門療法士などの国内資格を取得後の上級者にオススメ。受験資格を満たした上でFinal Exam（最終試験）に合格すればESPEN Diplomaの資格が授与される。

● 週刊医学界新聞 医学（通常号）／看護号：http://www.igaku-shoin.co.jp/paperTop.do

→様々な医学（看護）の特集記事を掲載する「週刊医学界新聞」のオンライン版。全文読める。看護号の第3262号（2018年2月26日）より「今日から始めるリハ栄養」の連載あり。

● キーワードでわかる臨床栄養：http://www.nutri.co.jp/nutrition/keywords/

→書籍「キーワードでわかる臨床栄養」のWeb版。栄養学の基礎から臨床応用までを網羅した内容で、用語検索もできるため辞書としても活用できる。

4. 学術論文

● Cederholm T, et al. ESPEN guidelines on definitions and terminology of clinical nutrition. Clin Nutr. 2017 Feb;36(1):49-64.

→ESPENの臨床栄養ガイドライン：臨床栄養の定義と語句

● Weimann A, et al. ESPEN guideline: Clinical nutrition in surgery. Clin Nutr. 2017 Jun;36(3):623-650.

→ESPENの臨床栄養ガイドライン：外科患者

- Arends J, et al. ESPEN guidelines on nutrition in cancer patients. Clin Nutr. 2017 Feb;36(1):11-48.
  →ESPENの臨床栄養ガイドライン：がん患者

- Bischoff SC, et al. ESPEN practical guideline: Clinical Nutrition in inflammatory bowel disease. Clin Nutr. 2020 Mar;39(3):632-653.
  →ESPENの臨床栄養ガイドライン：炎症性腸疾患

- Singer P, et al. ESPEN guideline on clinical nutrition in the intensive care unit. Clin Nutr. 2019 Feb;38(1):48-79.
  →ESPENの臨床栄養ガイドライン：ICU

- Plauth M, et al. ESPEN guideline on clinical nutrition in liver disease. Clin Nutr. 2019 Apr;38(2):485-521.
  →ESPENの臨床栄養ガイドライン：肝疾患

- Arvanitakis M, et al. ESPEN guideline on clinical nutrition in acute and chronic pancreatitis. Clin Nutr. 2020 Mar;39(3):612-631.
  →ESPENの臨床栄養ガイドライン：急性および慢性膵炎

- Burgos R, et al. ESPEN guideline clinical nutrition in neurology. Clin Nutr. 2018 Feb;37(1):354-396.
  →ESPENの臨床栄養ガイドライン：神経疾患

あとがき

本書を最後まで読んでいただきありがとうございます。私自身、校正の段階から原稿を何度も精読しましたが、栄養療法のトリセツとして「こんな書籍が欲しかった」の理想に近い形になったと自負しています。もちろん、完璧ではありません。本書を手元に置きつつ、記載が足りないところ、疑問に思うところ、もっと知りたいと思ったところを読者ひとりひとりが自主的に探索し、学習を深めてほしいと思っています。それこそが本書を企画した真の狙いでもあります。

栄養療法、とくに臨床栄養の教育は私が研修医のころに比べ格段に改善し、教育レベルもかなり均質化されてきたと思います。一方で、臨床栄養は日々進化しています。GLIM基準の低栄養診断なんて5年前には存在していませんでしたし、ここまで患者さんの高齢化を意識したことは私が研修医の頃はありませんでした。フレイルやサルコペニア、悪液質といった言葉も、ここ10年で急激に認知されるようになりました。序文でも述べましたが、栄養療法は万病に効く可能性があります。本書を通して多くの方が栄養療法に興味をもってほしいな、と心から思います。

本書の企画、執筆、編集を通して、私たちは努力し続けることが重要で、若手の医療従事者には特に勉強し続けてほしいということを強く思いました。そして、自分も勉強し続けようと改めて思いました。本書を一緒に執筆してきてくれた熊本リハビリテーション病院が誇るNSTの精鋭たち、このような書籍を書くきっかけとなった金芳堂の藤森祐介さんと山下祐介さん、そして有形無形に関係なく私を叱咤激励してくれる全国の臨床栄養に従事される関係者の方々に感謝して終わりの言葉とさせていただきます。

2021年8月吉日

吉村芳弘

索引

欧文

和文索引

あ

か

さ

た

な

は

ま

や・ら

サッとわかる！栄養療法のトリセツ

2021年10月10日　第1版第1刷 ©

編　著　吉村芳弘　YOSHIMURA, Yoshihiro
発行者　宇山閑文
発行所　株式会社金芳堂
〒606-8425 京都市左京区鹿ケ谷西寺ノ前町34番地
振替　01030-1-15605
電話　075-751-1111（代）
https://www.kinpodo-pub.co.jp/
組版・装丁　naji design
印刷・製本　モリモト印刷株式会社

落丁・乱丁本は直接小社へお送りください．お取替え致します．

Printed in Japan
ISBN978-4-7653-1878-5